Mikolaj Walensi

Heparine und mesenteriale Ischämie/Reperfusion

Mikolaj Walensi

Heparine und mesenteriale Ischämie/Reperfusion

Untersuchungen zur Protektion durch Heparin-Natrium und Enoxaparin vor den Folgen mesenterialer Ischämie und Reperfusion

Südwestdeutscher Verlag für Hochschulschriften

Impressum / Imprint
Bibliografische Information der Deutschen Nationalbibliothek: Die Deutsche Nationalbibliothek verzeichnet diese Publikation in der Deutschen Nationalbibliografie; detaillierte bibliografische Daten sind im Internet über http://dnb.d-nb.de abrufbar.
Alle in diesem Buch genannten Marken und Produktnamen unterliegen warenzeichen-, marken- oder patentrechtlichem Schutz bzw. sind Warenzeichen oder eingetragene Warenzeichen der jeweiligen Inhaber. Die Wiedergabe von Marken, Produktnamen, Gebrauchsnamen, Handelsnamen, Warenbezeichnungen u.s.w. in diesem Werk berechtigt auch ohne besondere Kennzeichnung nicht zu der Annahme, dass solche Namen im Sinne der Warenzeichen- und Markenschutzgesetzgebung als frei zu betrachten wären und daher von jedermann benutzt werden dürften.

Bibliographic information published by the Deutsche Nationalbibliothek: The Deutsche Nationalbibliothek lists this publication in the Deutsche Nationalbibliografie; detailed bibliographic data are available in the Internet at http://dnb.d-nb.de.
Any brand names and product names mentioned in this book are subject to trademark, brand or patent protection and are trademarks or registered trademarks of their respective holders. The use of brand names, product names, common names, trade names, product descriptions etc. even without a particular marking in this works is in no way to be construed to mean that such names may be regarded as unrestricted in respect of trademark and brand protection legislation and could thus be used by anyone.

Coverbild / Cover image: www.ingimage.com

Verlag / Publisher:
Südwestdeutscher Verlag für Hochschulschriften
ist ein Imprint der / is a trademark of
OmniScriptum GmbH & Co. KG
Heinrich-Böcking-Str. 6-8, 66121 Saarbrücken, Deutschland / Germany
Email: info@svh-verlag.de

Herstellung: siehe letzte Seite /
Printed at: see last page
ISBN: 978-3-8381-3561-8

Zugl. / Approved by: Essen, Universität Duisburg-Essen, Dissertatioj, 2012

Copyright © 2013 OmniScriptum GmbH & Co. KG
Alle Rechte vorbehalten. / All rights reserved. Saarbrücken 2013

Publikationen und Ergebnispräsentationen

Publikationen

Mikolaj Walensi, Herbert de Groot, Rainer Schulz, Matthias Hartmann, Frank Petrat: *Mesenteric ischemia-reperfusion injury: clearly improved hemodynamics but only minor protection of the rat small intestine by (sub)therapeutic heparin sodium and enoxaparin doses.* J Surg Res. 2013 Jan;179(1):e57-69. doi: 10.1016/j.jss.2012.01.002. Epub 2012 Apr 1.

Vorträge

Mikolaj Walensi: *Protektives Potential des Heparins und seiner Derivate.* Arbeitstreffen „Mesenteriale Ischämie", 16. - 17. Juli 2008, Marienthal

Mikolaj Walensi: *Mesenteriale Ischämie/Reperfusion: Protektion durch Heparin und Heparinderivate.* 2. Arbeitstreffen „Protektion und Regeneration", 9. - 10. Oktober 2009, Marienthal

Mikolaj Walensi: *Mesenteriale Ischämie/Reperfusion: Protektion des Dünndarms durch Heparin-Natrium und Enoxaparin.* 15. Workshop „Mechanismen der Zell- und Gewebsschädigung", 26. - 28. November 2009, Xanten

Posterpräsentationen

Mikolaj Walensi: *Mesenteriale Ischämie/Reperfusion: Protektion des Dünndarms durch Heparin-Natrium und Enoxaparin.* Forschungstag der medizinischen Fakultät des Universitätsklinikums Essen, 20. November 2009, Essen

Mikolaj Walensi: *Mesenteriale Ischämie/Reperfusion: Protektion des Dünndarms durch Heparin-Natrium und Enoxaparin.* „Wirtschaft trifft Wissenschaft"-Informationsnachmittag des Universitätsklinikums Essen, 29. März 2011, Essen

Mikolaj Walensi: *Mesenteriale Ischämie/Reperfusion: Protektion des Dünndarms durch Heparin-Natrium und Enoxaparin.* 40. Jahrestagung der deutschen Gesellschaft für Angiologie und Gefäßmedizin e.V., 7. - 10. September 2011, Frankfurt am Main

Meiner Mutter

Inhaltsverzeichnis

1. Einleitung 10

    1.1 Mesenterialischämie 10

        1.1.1 Definition und begriffliche Abgrenzung 11

        1.1.2 Epidemiologie 12

        1.1.3 Ätiologie 12

        1.1.4 Klinische Symptomatik und Diagnostik 15

        1.1.5 Konservative, interventionelle und operative Therapie 17

        1.1.6 Prognose 18

        1.1.7 Pathoanatomie 19

        1.1.8 Pathophysiologie 20

    1.2 Heparine 25

        1.2.1 Chemische Klassifizierung 25

        1.2.2 Vorkommen und Herstellung 27

        1.2.3 Biologische Aktivität und therapeutischer Einsatz 27

            1.2.3.1 Einsatz zur Antikoagulation 28

            1.2.3.2 Protektives Potential bei Ischämie- und Reperfusionsschädigung und in Schockzuständen 29

    1.3 Problemstellung 30

    1.4 Ziel der Arbeit 32

2. Material und Methoden 34

    2.1 Versuchstiere 34

2.2 Materialien 34

    2.2.1 Operationsmaterial 34

    2.2.2 Geräte..35

    2.2.3 Gefäße, Einwegartikel 36

    2.2.4 Medikamente 37

    2.2.5 Chemikalien..38

    2.2.6 Computerprogramme 38

2.3 Methoden..39

    2.3.1 Sedierung, Analgesie und Narkose der Versuchstiere 39

    2.3.2 Operative Eingriffe 41

        2.3.2.1 Gefäßpräparation der *Arteria carotis communis* und der *Vena jugularis interna* und anschließende Katheterisierung...41

        2.3.2.2 Gefäßpräparation der *Arteria mesenterica superior* und Induktion der mesenterialen Ischämie und Reperfusion .42

    2.3.3 Biomonitoring der Vitalparameter...44

    2.3.4 Beurteilung der Mikrozirkulationsparameter des Dünndarms ..44

    2.3.5 Blutentnahme, Blutgasanalyse und Bestimmung von Organschädigungsparametern im Blutplasma 45

    2.3.6 Euthanasie der Versuchstiere und Darmresektion 47

    2.3.7 Gewebeschädigungsparameter des Dünndarms 47

        2.3.7.1 Beurteilung der makroskopischen Dünndarmschädigung anhand eines makroskopischen Scores....................47

2.3.7.2 Bestimmung von Parametern der Dünndarmschädigung im Dünndarmhomogenat 48

2.3.7.2.1 Bestimmung des Hämoglobingehaltes 49

2.3.7.2.2 Bestimmung der Myeloperoxidaseaktivität 49

2.3.7.2.3 Bestimmung TBA-reaktiver Substanzen 50

2.3.7.3 Histologische Aufbereitung und Beurteilung der Histopathologie der Dünndarmschädigung 51

2.3.8 Bestimmung der zu applizierenden Heparindosen und Definition der Versuchsgruppen 53

2.3.8.1 Bestimmung der aktivierten partiellen Thromboplastinzeit und der anti-Xa-Aktivität nach Heparin-Natrium- und Enoxaparin-Applikation zur Definition jeweils einer therapeutischen und einer subtherapeutischen Dosis 53

2.3.8.2 Tierversuchsgruppen zur Untersuchung protektiver Effekte der therapeutischen und subtherapeutischen Heparin-Natrium- und Enoxaparin-Applikationen auf die mesenteriale Ischämie- und Reperfusionsschädigung 54

2.3.9 Statistik 55

3. Ergebnisse 56

3.1 Pilotversuche zur Bestimmung einer therapeutischen und einer subtherapeutischen Heparin-Natrium- und Enoxaparin-Dosis und Definition der therapeutischen und subtherapeutischen Versuchsgruppen 56

3.2 Effekt der therapeutischen und subtherapeutischen Heparin-Natrium- und Enoxaparin-Dosis auf systemische und hämodynamische Parameter während der mesenterialen Ischämie und Reperfusion 60

    3.2.1 Einfluss auf den mittleren arteriellen Blutdruck 60

    3.2.2 Einfluss auf die Herzfrequenz 63

    3.2.3 Einfluss auf die Parameter der Mikrozirkulation des Dünndarms 65

    3.2.4 Einfluss auf die Parameter der Blutgasanalyse 65

    3.2.5 Einfluss auf die Plasmaenzyme Laktatdehydrogenase, Alanin-Aminotransferase und Aspartat-Aminotransferase 68

3.3 Effekte der therapeutischen und subtherapeutischen Heparin-Natrium- und Enoxaparin-Dosis auf Schädigungsparameter des Darmgewebes 70

    3.3.1 Einfluss auf die makroskopisch quantifizierte Schädigung......... 70

    3.3.2 Einfluss auf den Hämoglobingehalt 71

    3.3.3 Einfluss auf die Myeloperoxidase-Aktivität 72

    3.3.4 Einfluss auf Thiobarbitursäure-reaktive Substanzen 74

    3.3.5 Einfluss auf die Histopathologie der Dünndarmschädigung 74

4. Diskussion 77

    4.1 Protektion des Dünndarms durch Enoxaparin 79

        4.1.1 Potentielle Schutzmechanismen durch Heparine 82

4.1.1.1 Selektin-Blockade und konsekutive Hemmung der Migration neutrophiler Granulozyten 82

4.1.1.2 Hemmung der Aktivität des Komplementsystems 83

4.1.1.3 Induktion der Bildung von Stickstoffmonoxid 85

4.2 Verbesserte Hämodynamik durch Heparin-Natrium und Enoxaparin . 86

4.3 Ausblick 90

5. **Zusammenfassung** 91

6. **Literaturverzeichnis** 93

7. **Verwendete Abkürzungen** 103

8. **Danksagung** 104

1. Einleitung

1.1 Mesenterialischämie

Das Wort Ischämie leitet sich von den beiden altgriechischen Worten ἴσχειν (*ischein*; deutsch: zurückhalten, hindern) sowie αἷμα (*haima*; deutsch: Blut) ab und bedeutet im übertragenen Sinne „Blutleere" oder „Minderdurchblutung" (Gemoll, W., Vretska, K. 2006). Eine Ischämie kann sowohl funktionelle (Vasospasmen beim Raynaud-Syndrom oder der Sudeck-Dystrophie, Hypotonie), organische (Arteriosklerose, Embolie, Thrombose, Endangitiden) als auch hämatogene (Anämie, Paraproteinämien, Hyperviskositätssyndrome) Ursachen haben (Zetkin, M., Schaldach, H. 1992, Böcker, W. et al., 2004). Infolge der Minderdurchblutung kommt es im betroffenen Gewebe zu einer Unterversorgung mit Sauerstoff. Dieser Zustand wird mit dem Begriff Hypoxie (ὑπό *hypo*; deutsch: unter und ὀξύς *oxys*; deutsch: scharf, spitz, sauer) bezeichnet. Bleibt eine Ischämie in einem Organ länger bestehen, so kann es, nach Überschreiten einer zeitlichen Toleranzschwelle und anschließender Erschöpfung von Kompensationsmechanismen, zu einer Infarzierung des betroffenen Organs kommen. Der Infarkt zeichnet sich durch den Untergang des jeweiligen Organgewebes, meistens im Sinne einer Nekrose, unter hypoxischen, ischämiebedingten Stoffwechselbedingungen aus (Zetkin, M., Schaldach, H., 1992, Böcker, W. et al., 2004). Die klassifizierende Differenzierung des Infarktes kann anhand der Ätiologie (anämischer Infarkt bei Gefäßverschluss, hämorrhagischer Infarkt bei Gefäßruptur und anschließender Blutung) sowie der anatomischen Lokalisation bzw. des minderperfundierten Gefäßes oder Areals (z.B. Herzinfarkt, Lungeninfarkt, Niereninfarkt, Milzinfarkt, Mesenterialinfarkt) erfolgen.

1.1.1 Definition und begriffliche Abgrenzung

Die akute mesenteriale Ischämie und besonders der Mesenterialinfarkt als Maximalvariante nach einem abrupten und/oder kompletten Verschluss der *Arteria mesenterica superior* (*AMS*) ist ein seltenes, oft letal verlaufendes Krankheitsbild. Der Begriff der „mesenterialen Ischämie" wird fälschlicherweise oft synonym zum Begriff „akuter Mesenterialgefäßverschluss" oder „Mesenterialinfarkt" verwendet, wobei sich bei genauer semantischer Betrachtung die Kausalität erschließt, dass ein Gefäßverschluss zunächst zu einer Ischämie und, bei längerem Fortbestehen, zu einem Infarkt als Spätfolge führen kann. Das Krankheitsbild der mesenterialen (oder intestinalen, allgemeiner: der viszeralen) Ischämie umfasst auch die Verschlüsse des *Truncus coeliacus* und der *Arteria mesenterica inferior*. Weiterhin impliziert der Begriff „akut" die Dringlichkeit des Ereignisses und grenzt das Krankheitsbild der akuten Mesenterialischämie von chronischen Prozessen wie Gefäßinsuffizienzen, chronischen Thrombosen oder arteriosklerotischen Veränderungen (z.B. Ortner-II-Syndrom, Angina abdominalis) ab, welche ebenfalls eine Ischämie bedingen, jedoch (primär) keine Gefahr eines Infarkts bergen (Becker, H. et al., 2006, Henne-Bruns, D. et al., 2008). Im ICD (*International Statistical Classification of Diseases and Related Health Problems*, deutsch: Internationale statistische Klassifikation der Krankheiten und verwandter Gesundheitsprobleme)-10-Katalog wird das Krankheitsbild des Mesenterialinfarktes zu den „Akute[n] Gefäßkrankheiten des Darms (K55.0)" sowie zu den „Arterielle[n] Embolien und Thrombosen (I74)" gezählt und je nach Ätiologie in „Embolie" oder „Thrombose" unterteilt (ICD-10-GM Katalog, Deutsches Institut für medizinische Dokumentation und Information, 2004).

1.1.2 Epidemiologie

Eine intestinale Ischämie wird in nur 1% der Fälle von akuten und chronischen Bauchschmerzen als Ursache diagnostiziert und ist somit ein seltenes Krankheitsbild (Becker, H. et al., 2006). Hingegen liegt in 80% aller akuten intestinalen Ischämien ein Mesenterialinfarkt vor. Ebenfalls ist der Mesenterialinfarkt für 1 - 2% aller akuten Abdomina verantwortlich (Luther, B.L.P., 2007). In der überwiegenden Zahl der Fälle ist die *AMS* betroffen (85%), ein Verschluss des *Truncus coeliacus* (12%) oder der *Arteria mesenterica inferior* (3%) findet sich deutlich seltener, was sich durch die anatomische Lage der *AMS* (Abbildung 1b) erklärt (Luther, B.L.P., 2007, Wallner, H., 2008).

Der Häufigkeitsgipfel findet sich bei Patienten zwischen 48 und 60 Jahren, die Gesamtletalität ist sehr hoch und schwankt je nach Literaturangabe zwischen 40% und 93% (Becker, H. et al., 2006, Henne-Bruns, D. et al., 2008, Schneider, T.A. et al., 1994).

1.1.3 Ätiologie

Die häufigsten Ursachen für eine mesenteriale Ischämie sind die arterielle Thrombose (34%), die arterielle Embolie (31%) sowie die nichtokklusive Ischämie (25%) (Eldrup-Jorgensen, J. et al., 1997, Luther, B.L.P., 2007). Während es bei der Embolie zu einem akuten und bei der Thrombose zu einem langsameren, chronischen Verschluss der *AMS* kommt, ist bei der nichtokklusiven Ischämie eine systemisch bedingte Minderung der Perfusion (z.B. im Rahmen eines kardiogenen, septischen, hypovolämischen oder neurogenen Schocks) die Ursache. Als Risikofaktoren für diese

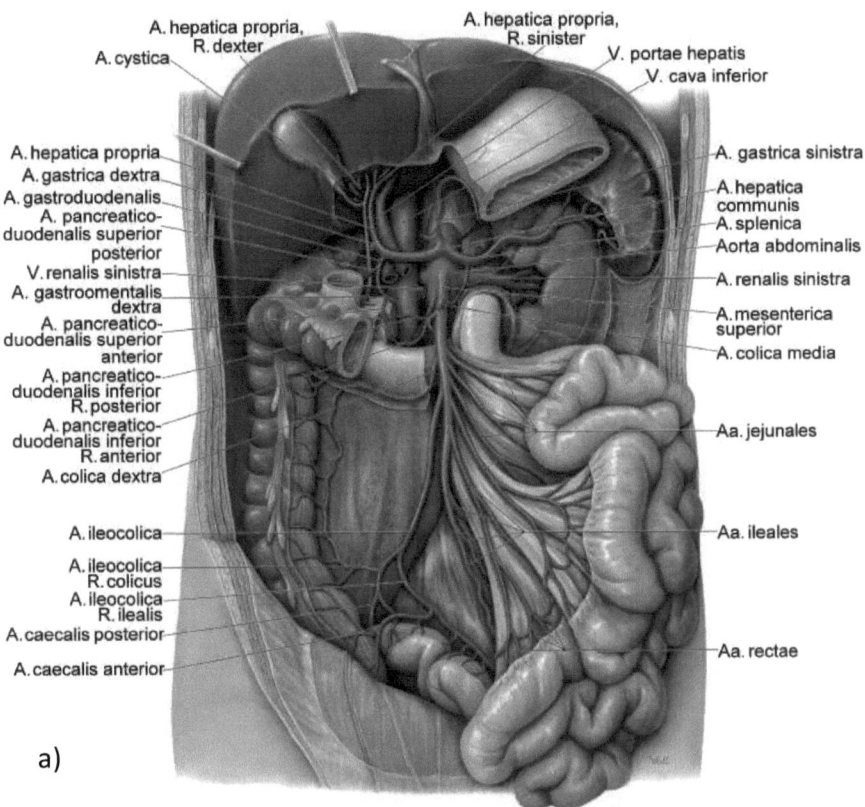

Abbildung 1a: Versorgungsgebiet und Äste der *Arteria mesenterica superior* (*AMS*) und anderer Viszeralarterien, Ansicht von ventral. Neben den aus der *AMS* entspringenden dünndarmversorgenden *Arteriae jejunales et ilieales* versorgt die *AMS* auch das *Colon ascendens* und *transversum* über die *Arteria ileocolica* und *Arteriae colica dextra et media* sowie das Pankreas über die *Arteria pancreaticoduodenalis inferior* (modifiziert nach Schünke, M. et al., 2005: Prometheus - Hals und innere Organe).

mesenterialischämischen Krankheitsbilder gelten Arteriosklerose, bereits stattgehabte Angina abdominalis, arterielle Hypertonie, Nikotinabusus, Hyperlipoproteinämie (v.a. Thrombose), absolute Arrhythmie, periphere Embolien, Diabetes mellitus (v.a. Embolie) sowie Herzinsuffizienz, Exsikkose

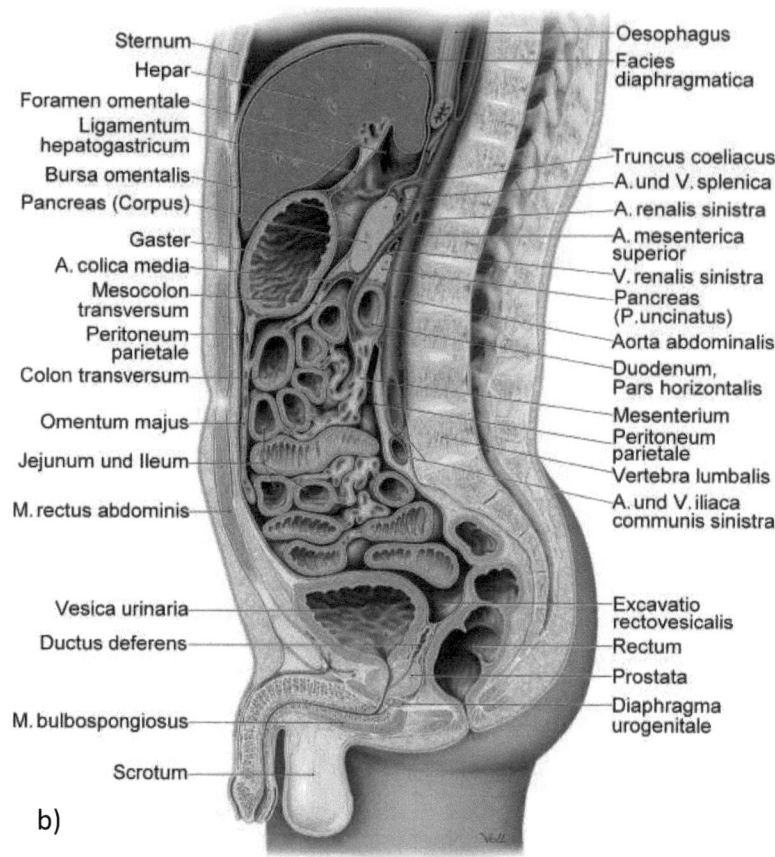

Abbildung 1b: Versorgungsgebiet und Äste der *Arteria mesenterica superior* (*AMS*) und anderer Viszeralarterien, Mediansagittalschnitt. Die *AMS* ist, nach dem *Truncus coeliacus*, der zweite Ast der *Aorta abdominalis*. Deutlich zu sehen ist der steilere Abgang der *AMS* im Vergleich zum *Truncus coeliacus* (modifiziert nach Schünke, M. et al., 2005: Prometheus - Hals und innere Organe).

bzw. Hypovolämie, Steal-Syndrome, Vasospasmen und Dialysepflichtigkeit (v.a. nichtokklusive mesenteriale Ischämie) (Bolcal, C. et al., 2005, Eckstein, H.H., 2003, Henne-Bruns, D. et al., 2008, Luther, B.L.P., 2007, Reber, P. et al., 1999, Schneider, T.A. et al., 1994). Die Inzidenz der viszeralen Ischämie steigt mit dem Lebensalter an, wobei sich in einigen Fällen eine bereits stattgefundene arterielle Embolie in der Patientenhistorie eruieren lässt (Eldrup-Jorgensen, J. et al., 1997, Henne-Bruns, D. et al., 2008). Im weiteren Sinne können, weitaus seltener, auch Mesenterialvenenthrombosen, dissezierende Aneurysmen sowie Gefäßtraumen für mesenteriale Ischämien verantwortlich sein (Becker, H. et al., 2006)

1.1.4 Klinische Symptomatik und Diagnostik

Die Symptome eines Patienten mit einer akuten mesenterialen Ischämie sind oft unspezifisch und können sehr variant sein, was die Diagnosestellung erschwert und an zahlreiche andere, häufigere Krankheitsbilder denken lässt (Luther, B.L.P., 2007). Typischerweise verlaufen die Symptome in drei Stadien (Henne-Bruns, D. et al., 2008). Im „Initialstadium" (ca. 0 - 6 Stunden) dominieren akute, oft als „messerstichartig" beschriebene Bauchschmerzen bei diffus druckschmerzhaftem Abdomen. Zusätzlich können blutige Diarrhoen und Emesis sowie eine Schocksymptomatik auftreten. Innerhalb von Stunden lassen die Symptome zunächst subjektiv nach, die Schmerzen werden unverhältnismäßig milde und es kommt zum Stadium des sogenannten „stillen Intervalls" (ca. 6 - 12 Stunden). Hier nimmt die Schmerzintensität deutlich ab, der Bauchschmerz nimmt eher einen dumpfen Charakter an, während sich der Allgemeinzustand des Patienten häufig verschlechtert. In diesem Stadium kommt es zu progredienten, nekrotisierenden Veränderungen der betroffenen Darmabschnitte mit konsekutiver Darmparalyse und Abschwächung der Peristaltik. Die Vorgänge des „Endstadiums" (ca. 12 - 24 Stunden) bilden mit der Gefahr einer Darmgangrän, einer Darmperforation und/oder einer

Durchwanderungsperitonitis den Kulminationspunkt des Krankheitsbildes. Der Allgemeinzustand des Patienten verschlechtert sich drastisch, es kommt zu Schocksymptomen wie Hypotonie und Tachykardie sowie Gesichtsblässe, Hohlwangigkeit und Trockenheit der Zunge. Wird Stuhlgang abgesetzt, ist dieser oft blutig-schleimig und übelriechend („ischämischer Stuhl"). In seiner höchsten Ausprägung kann eine bakterielle Translokation zu septisch-toxischen Symptomen und einer Vier-Quadranten-Peritonitis mit der Gefahr eines Multiorganversagens führen (Becker, H. et al., 2006, Henne-Bruns, D. et al., 2008, Luther, B.L.P., 2007, Schneider, T.A. et al., 1994). Während die Letalität des ersten und zweiten Stadiums zwischen 20% und 36% liegt, steigt sie im dritten Stadium auf 40% bis 100% an (Luther, B.L.P., 2007), was die Dringlichkeit diagnostischer Maßnahmen oder gar einer sofortigen Operation, auch nur bei dem Verdacht auf eine akute mesenteriale Ischämie, verdeutlicht.

Zur Verifizierung des Verdachtes auf eine Mesenterialischämie stellt die digitale Subtraktionsangiographie (DSA, Sensitivität 98%, Spezifität 100%) oder alternativ die Computerangiographie (Angio-CT, Sensitivität 89%, Spezifität 92%) die Methode der Wahl dar. Eine konventionelle Röntgenaufnahme des Abdomens sollte bereits vorher zum Ausschluss anderer ursächlicher Diagnosen durchgeführt werden (Eldrup-Jorgensen, J. et al., 1997, Schneider, T.A. et al., 1994). Beide diagnostischen Methoden sind jedoch invasiv, nicht überall verfügbar und mit einer Strahlenbelastung des Patienten verbunden. Eine weniger exakte alternative Methode stellt die Duplexsonographie (Sensitivität 88%, Spezifität 85%) dar (Eldrup-Jorgensen, J. et al., 1997, Luther, B.L.P., 2007). Spezifische, klinisch etablierte laborchemische Indikatoren (wie es zum Beispiel für das Troponin bei einem Herzinfarkt gilt), die eine sichere und frühzeitige Diagnose erlauben würden, existieren für das Krankheitsbild der mesenterialen Ischämie nicht. Als unspezifische, aber wegweisende Veränderungen von Laborparametern gelten ein Laktatanstieg auf über 4 mmol/l im Serum, eine Leukozytose von über 15/nl, ein CRP-Wert von über 10 mg/l sowie eine azidotische Stoffwechsellage mit einem pH-Wert unter 7,2. Sind diese Parameter in ihrer Gesamtheit verdächtig oder fehlen für andere Diagnosen typische (Labor-)Befunde, so kann bereits frühzeitig der Verdacht auf eine Mesenterialischämie geäußert werden (Luther, B.L.P., 2007).

1.1.5 Konservative, interventionelle und operative Therapie

Alle Patienten mit einem gesicherten Mesenterialinfarkt müssen aufgrund des kritischen Verlaufes dieses Krankheitsbildes intensivmedizinisch betreut und überwacht werden. Zur hämodynamischen Stabilisierung sollte über einen großlumigen, möglichst zentralen Venenkatheter die Substitution von Flüssigkeit erfolgen (Luther, B.L.P., 2007, Schneider, T.A. et al., 1994), der systolische Blutdruck sollte zwischen 120 und 140 mmHg liegen. Zur Antikoagulation werden 5.000 IE Heparin als Bolus und anschließend 20.000 IE Heparin pro 24 Stunden über einen Perfusor infundiert (Eldrup-Jorgensen, J. et al., 1997, Luther, B.L.P., 2007). Bei Hinweisen auf einen Infekt sollte eine grampositive als auch gramnegative Keime-abdeckende Antibiose verabreicht werden, Schmerzen sollten analgetisch behandelt werden. Im Rahmen einer Angiographie kann zusätzlich eine therapeutische, endovaskuläre Intervention erfolgen. Hier können eine Dilatation des Gefäßes sowie eine Lysetherapie des Verschlusses (vorzugsweise mit rt-PA als Fibrinolytikum) erfolgen (Luther, B.L.P., 2007). Ist interventionell keine Wiedereröffnung des Gefäßes möglich, sollte der Entschluss zu einer gefäßchirurgischen Operation (Embolektomie, Thrombektomie, Rekonstruktion der *AMS* oder Bypass-Anlage) gefasst werden. Stellen sich während einer Laparotomie bzw. Laparoskopie Darmanteile als gangrenös dar, wird eine (kontinuierliche oder diskontinuierliche) Resektion der lädierten Darmanteile durchgeführt (Luther, B.L.P., 2007). Werden während der Operation Darmanteile als fraglich zerstört eingestuft, können diese zunächst *in toto* zurückgelassen werden. Zur Kontrolle der Vitalität des Darms kann zu einem späteren Zeitpunkt eine Second-look-Operation durchgeführt werden (Eldrup-Jorgensen, J. et al., 1997, Luther, B.L.P., 2007).

1.1.6 Prognose

Die Prognose hängt im wesentlichen Maße von den Komplikationen sowie der Vehemenz des ischämischen Gewebeschadens ab. Dieser wird wiederum durch die Dauer, die Art (Embolie, Thrombose, nichtokklusive mesenteriale Ischämie) und den Grad (Hauptstammverschluss oder periphere Okklusion(en)) der Durchblutungsstörung sowie durch das Vorhandensein von Kollateralkreisläufen (Kapitel 1.1.7) und die aktuelle Stoffwechsellage beeinflusst. Nach den ersten 60 bis 120 Minuten der Ischämie ist die Wahrscheinlichkeit einer *Restitutio ad integrum* aufgrund der hohen Regenerationskraft der Darmzotten noch besonders hoch. Mit Voranschreiten der Zeit (über 120 Minuten) überwiegen jedoch nekrotisierende und gangrenöse Prozesse, die Schädigung des Gewebes wird irreversibel und es kommt bestenfalls zur Defektheilung. Nach ca. 12 bis 24 Stunden wird eine Darmresektion sehr wahrscheinlich notwendig (Becker, H. et al., 2006, Böcker, W. et al., 2004, Schneider, T.A. et al., 1994).

1.1.7 Pathoanatomie

Durch einen akuten Verschluss oder eine Abnahme der Perfusion der *AMS* kommt es zu einem raschen Abfall der Perfusion in ihrem Versorgungsgebiet, also dem kompletten Dünndarm, der rechten Kolonflexur sowie dem proximalen Querkolon (Abb. 1a und 2). Der Schweregrad und die Ausdehnung der Ischämie hängen von verschiedenen Faktoren ab (Schneider, T.A. et al., 1994). Die wichtigsten sind: Lokalisation des Verschlusses: verschließt ein großer Embolus die *AMS* komplett an ihrem Abgang von der Aorta (Abb. 1b), kommt es zur Beeinträchtigung des Blutflusses in allen o.g. Darmabschnitten. Kommt jedoch ein kleinerer Embolus weiter distal zu liegen, ist aufgrund der bereits relativ proximal von der *AMS* abgehenden Jejunalarterienäste der Leerdarm weniger betroffen, die Ischämiezone fällt geringer aus und betrifft den Darm erst ab dem Ileum (Eldrup-Jorgensen, J. et al., 1997). Ausbildung bzw. Vorhandensein von Kollateralkreisläufen: im Falle eines Verschlusses der *AMS* können die betroffenen Darmabschnitte noch über Kollateralverbindungen der *AMS* mit anderen Arterien(-stromgebieten) versorgt werden, was den Darm bis zu einem bestimmten Grad vor einer manifesten Ischämie schützen kann. Diese physiologischen Anastomosen sind im Intestinaltrakt verhältnismäßig stark ausgeprägt (Patel, A. et al., 1992). Die wichtigsten Anastomosen sind die Drummond-Anastomose[1] als Verbindung zwischen dem rechtsseitigen Ast der *Arteria colica media* (Ast der *AMS*) und dem aufsteigenden Ast der *Arteria colica dextra* (Ast der *Arteria mesenterica inferior*) sowie der Riolan-Bogen[2], über welchen der linksseitige Ast der *Arteria colica media* (Ast der *AMS*) mit der *Arteria colica sinistra* (Ast der *Arteria mesenterica inferior*)

---

[1] nach Sir David Drummond (1852 - 1932), Pathologe
[2] nach Jean Riolan (1580 - 1657), Anatom

kommuniziert. Ein selten vorhandener Kollateralkreislauf entsteht im Falle einer vorhandenen Bühler-Anastomose[3]. Sie verbindet die *AMS* mit einem Hauptast des *Truncus coeliacus* und wurde bei 1 - 2% der Patienten mit akuten viszeralen oder retroperitonealen Verschlüssen als embryonales Relikt beschrieben (Ludwig, M., 1998, Schneider, T.A. et al., 1994). Weitere Kollateralen finden sich in Form eines submukosalen „Netzwerks" in der Darmwand selbst (Patel, A. et al., 1992). Hier können submukös liegende Gefäße die Versorgung benachbarter Darmabschnitte gewährleisten, sobald die extramurale Blutversorgung insuffizient geworden ist.

Anteil im physiologischen Zustand geöffneter Gefäße: bei physiologischen Zirkulationsverhältnissen sind nur 20 - 25% der mesenterialen Gefäße überhaupt geöffnet. Der größere Anteil von 75 - 80% wird nicht durchblutet und stellt eine Perfusionsreserve dar, welche im Falle unzureichender oder unverhältnismäßig niedriger Durchblutung des Darms durch Vasodilatation aktiviert werden kann (Patel, A. et al., 1992). Weitere, für das Ausmaß der Dünndarmschädigung ausschlaggebende Faktoren sind der arterielle Blutdruck, die Ansprechbarkeit der Vaskulatur des Darms auf autonome Reize sowie zirkulierende, vasoaktive humorale und zelluläre Substanzen, welche einen Einfluss auf die Mikrozirkulation haben und diese verbessern oder verschlechtern können.

1.1.8 Pathophysiologie

Der in Folge einer mesenterialen Ischämie auftretende Gewebeschaden des Dünndarms kann in zwei aufeinanderfolgenden Phasen stattfinden: der

---

[3] nach Anton Bühler (1869 - 1959), Anatom

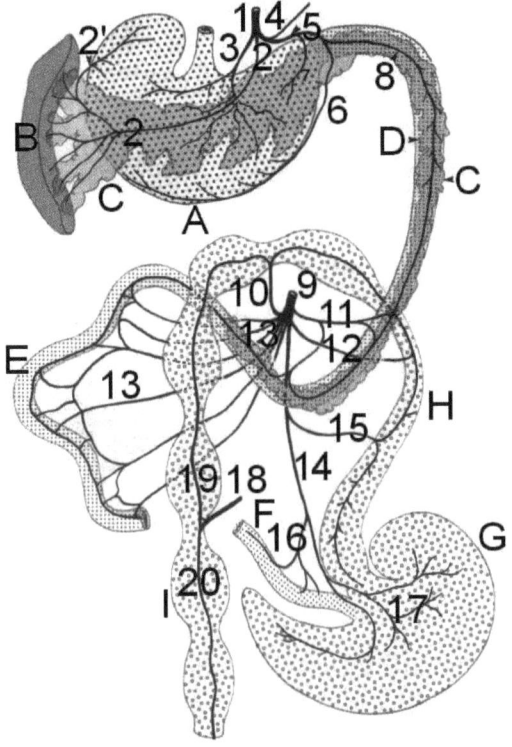

Abbildung 2: Versorgungsgebiet der *Arteria mesenterica cranialis* bei der Ratte von dorsal. A Magen, B Milz, C Pankreas, D Duodenum, E Jejunum, F Ileum, G Zäkum, H Kolon, I Rektum, 1 *A. celiac*, 2 *A. lienalis*, 2' *Rr. gastrici breves*, 3 *A. gastrica sinistra*, 4 *A. hepatica*, 5 *A. gastroduodenalis*, 6 *A. gastroepiploica dextra*, 7 *A. gastrica dextra*, 8 *A. pancreaticoduodenalis cranialis*, 9 *A. mesenterica cranialis*, 10 *A. colica media*, 11 *A. pancreaticoduodenalis caudalis*, 12 *A. colica dextra*, 13 *Aa. jejunales*, 14 *A. ileocecocolica*, 15 *R. colicus*, 16 *R. ilei*, 17 *R. cecalis*, 18 *A. mesenterica caudalis*, 19 *A. colica sinistra*, 20 *A. rectalis* (aus Hebel, R., Stromberg, M.W., 1986: *Anatomy and Embryology of the Laboratory Rat*). Zur Beachtung: aufgrund des humanmedizinischen Schwerpunktes der vorliegenden Arbeit sowie der klinischen Relevanz des Krankheitsbildes wird der Begriff *Arteria mesenterica superior* (des Menschen) im Folgenden synonym zum Begriff *Arteria mesenterica cranialis* (der Ratte) verwendet, auch wenn die Beschreibungen sich auf Ratten beziehen.

Ischämiephase (I) und, z.B. nach einer spontanen Rekanalisierung oder einer therapeutischen Intervention, der Reperfusionsphase (R). Zunächst kommt es während der Ischämiephase zu autonomen Reaktionen und hypoxiebedingten Veränderungen der Darmwand (Patel, A. et al., 1992). Sobald der Blutfluss wieder hergestellt ist, beginnt die Reperfusionsphase, in welcher es unter anderem durch Leukozytenaktivierung und Freisetzung reaktiver Substanzen (z.B. reaktiver Sauerstoffradikale) zur weiteren Schädigung des Gewebes kommen kann. Mit progredienter Schädigung kann die *Tunica mucosa* des Dünndarms ihre Aufgaben, wie z.B. die Nährstoffresorption und die Aufrechterhaltung der physiologischen Barriere gegenüber dem Inhalt des Darmlumens, nicht mehr erfüllen. Obwohl beide Phasen für sich zu charakteristischen Änderungen der physiologischen Verhältnisse führen, lassen sich jedoch viele Pathologien, wie zum Beispiel die Permeabilitätserhöhung der Darmwand, während der gesamten Ischämie und Reperfusion beobachten (Patel, A. et al., 1992, Becker, H. et al., 2006).

Durch einen Verschluss der *AMS* kommt es im distal der Okklusion liegenden Stromgebiet der Arterie (Abb. 1a und 2) zunächst zu einem Abfall des effektiven Blutflusses und somit der Perfusion des Darmgewebes (Becker, H. et al., 2006, Patel, A. et al., 1992). Es resultiert eine Unterversorgung mit Sauerstoff. Als Folge dieser Hypoxie kommt es im betroffenen Stromgebiet erst zu einer Vasodilatation, kurz darauf jedoch zu einer reaktiven, sympathikusvermittelten Vasokonstriktion. Diese autonomen Reaktionen werden durch sezernierte Katecholamine an den α- und β-Adrenorezeptoren vermittelt und können simultan oder alterierend ablaufen. Der Stoffwechsel findet bei anhaltender Ischämie und zusätzlicher Vasospasmus-ähnlicher Vasokonstriktion zunehmend anaerob statt. Es fallen vermehrt Laktat und, bei Anwesenheit von Restsauerstoff, reaktive Sauerstoffradikale wie

Superoxide, Peroxide und Hydroxylradikale an. Vor allem diese reaktiven Radikale können im weiteren Verlauf zu einer Oxidation von Proteinen und zur Peroxidation von Zellmembranlipiden mit konsekutiver Schädigung führen. Ein Produkt der Lipidperoxidation ist das Malondialdehyd, welches sich mittels Thiobarbitursäure (engl. *thiobarbituric acid, TBA*) nachweisen lässt (Kap. 2.3.7.2.3) und somit als Marker für oxidativen Stress und Lipidperoxidation herangezogen werden kann (Biasi, F. et al., 2002, Jakesevic, M. et al., 2011).

Durch den wieder hergestellten Blutfluss nach spontaner Rekanalisation oder erfolgreicher, therapeutischer Revaskularisation und der damit einsetzende Reperfusion strömt das Blut samt seiner Zellbestandteile wieder durch das ischämische Areal, wodurch dieses wieder vermehrt mit Sauerstoff versorgt wird. Je nach Dauer und Grad der vorausgegangenen Ischämie kann auch der erneute Blutfluss zu einer weiteren Schädigung der Darmwand und den daraus resultierenden Folgen für den Darm führen, welche erst den Kulminationspunkt der eigentlichen I/R-Schädigung bilden. Das allgemeine Phänomen, dass eine Reperfusion nicht immer mit einer Verbesserung der klinischen und (patho)physiologischen Situation verbunden sein muss, wird auch mit dem Begriff „*Reflow-Paradox*" bezeichnet (Menger, M.D., 1992). Die wohl wichtigste Rolle bei der Reperfusionsschädigung kommt, entsprechend der Literatur, den Leukozyten (speziell den neutrophilen Granulozyten) zu (Capila, I., Linhardt, R.J., 2002, Tyrell, D.J. et al., 1999). Diese besitzen spezifische Proteine, die Selektine (L(eukozyten)-Selektine) auf ihrer Zelloberfläche, mit deren Hilfe sie, zunächst mit niedriger Affinität, am Gefäßendothel „entlangrollen" (Aplin, A.E. et al., 1998, Tyrell, D.J. et al., 1999). Hier dienen ihnen andere Proteine der Selektinfamilie (E(ndothel)-Selektine) als Kontakt- und Adhäsionspunktepunkte. Sobald ein geschädigtes

Areal erreicht wird und diverse Chemokine eine Erhöhung der Affinität zu den endothelialen Adhäsionsmolekülen bewirken, verlangsamen die Leukozyten ihr Rollen und adhärieren an das Gefäßendothel. Dieser Vorgang findet vor allem in den postkapillären Venolen statt. Es kommt zur Aktivierung der Leukozyten, welche anschließend in das umliegende Gewebe migrieren. Hierbei setzen sie zahlreiche Mediatoren (z.B. Interleukine) sowie andere Metabolite (unter anderem wieder reaktive Sauerstoffradikale) frei. Diese schädigen das kapilläre Endothel der Gefäße der Darmwand und dadurch konsekutiv zunächst die *Tunica mucosa* als ischämiesensitivste Schicht des Intestinuums (Becker, H. et al., 2006). Die Leckage der Gefäße mit den resultierenden Folgen charakterisiert das Kapillarlecksyndrom (engl. *capillary leak syndrome*). Eine besondere Rolle kommt hierbei der sezernierten Myeloperoxidase (MPO) zu. Dieses, für die neutrophilen Granulozyten relativ spezifische Enzym katalysiert die Oxidation von Chloridionen mit Hilfe von Wasserstoffperoxid ($H_2O_2 + Cl^- \Rightarrow H_2O + OCl^-$). Das entstandene HOCl reagiert mit einer Vielzahl oxidierbarer Biomoleküle und ist in inflammatorische Prozesse involviert. Die MPO-Aktivität kann zur Quantifizierung der Leukozytenmigration (Kap. 2.3.7.2.2) genutzt werden (Arnhold, J. et al., 2001, Kaminski, P.W., Proctor, K.G., 1989, Santora, R.J. et al., 2010). Im weiteren Verlauf der Schädigung der Darmwand verlieren die Enterozyten zunehmend ihre physiologische Barrierefunktion. Es kommt zu einer Permeabilitätserhöhung, sowohl des Gefäßendothels als auch der Darmwand selbst, welche zur Transsudation von Plasma (Ödembildung), später auch von Zellbestandteilen, in die Darmwand und ins Darmlumen führt (Patel, A. et al., 1992, Schneider, T.A. et al., 1994). Rupturieren Gefäße, kommt es zusätzlich zu Hämorrhagien. Ab einem bestimmten Ausmaß kann es hierdurch zu einem signifikanten Abfall der Hämoglobinkonzentration im

Blut (Kap. 2.3.5) kommen (Becker, H. et al., 2006, Böcker, W. et al., 2004). Der fortschreitende Flüssigkeitsverlust ins Darmlumen resultiert in einer hypovolämischen Hypotonie, einer Tachykardie (Kap. 2.3.3), einem Anstieg des Hämatokrits (Kap. 2.3.5), der Blutviskosität (Kap. 2.3.4) sowie einem Abfall des Herz-Zeit-Volumens. Die sich nun weiter verschlechternden Blutflussverhältnisse führen zu einer Vasopressin- und Angiotensin II- vermittelten Verstärkung der Vasokonstriktion und, im weiteren Verlauf, zu einer Stagnationsthrombose in den Kapillaren, welche im Sinne eines *Circulus vitiosus* die Perfusion des Darms weiter verschlechtern kann (Patel, A. et al., 1992, Schneider, T.A. et al., 1994). Mit weiterem Fortschreiten der Zerstörung der Darmwand kann es ab einer Ischämiedauer von ca. 120 Minuten zu einer Läsion der kompletten Darmwand und somit zu einem transmuralen Infarkt kommen (Kap. 2.3.7). Dieser begünstigt letztendlich eine bakterielle Translokation (vor allem Escherichia coli und Enterokokken) aus dem Darmlumen in die Blutbahn sowie in die Peritonealhöle, was zu einer Peritonitis und zu einer potentiell letalen Sepsis mit Multiorganversagen führen kann (Becker, H. et al., 2006, Böcker, W. et al., 2004, Olanders, K. et al., 2005, Patel, A. et al., 1992, Schneider, T.A. et al., 1994).

1.2 Heparine

1.2.1 Chemische Klassifizierung

Heparine sind lineare, polysulfatierte, polyanionische und polydisperse Polysaccharide welche, wie auch die abzugrenzenden Heparinoide, zu der Familie der Glycosaminoglykane (eine Untergruppe der Polysaccharide) gehören (Capila, I., Linhardt, R.J., 2002). Sie bestehen aus repetitiven, alpha-

1,4-O-glykosidisch verbundenen Disaccharideinheiten (*IUPAC-IUB JCBM*, 1985). Diese werden zu 90% durch die L-Iduronsäure (C2-sulfatiert) und zu etwa 10% durch D-Glucosamin (C6-und N-sulfatiert) gestellt (Abb. 3a). Das Molekulargewicht der Heparine liegt zwischen 4 und 40 Kilodalton (kDa) (Capila, I., Linhardt, R.J., 2002, Tyrell, D.J. et al., 1999, Burgis, E., 2005). Anhand des Molekulargewichtes sowie der Anzahl der Monosaccharideinheiten lassen sich die Heparine in hochmolekulare oder unfraktionierte (engl. *unfractionated heparins,* UFH) und niedermolekulare oder fraktionierte (engl. *low molecular weight heparins, LMWHs*) einteilen. Als UFH werden Heparine mit 18 Monosacchariden und mehr bezeichnet, das Molekulargewicht liegt zwischen 5 und 40 kDa. LMWHs hingegen bestehen aus nur 5 bis 17 Monosacchariden und haben ein Molekulargewicht von 4 bis 6 kDa. Therapeutisch wichtige und sehr häufig eingesetzte Heparine sind das UFH Heparin-Natrium (Liquemin®; HepNa) sowie das *LMWH* Enoxaparin (Clexane®, Lovenox®; Enox, Abb. 3b).

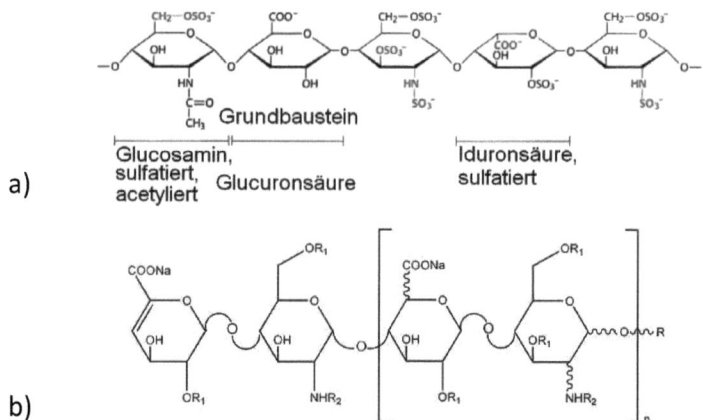

Abbildung 3: Pentasaccharid-Grundbaustein des Heparins (a, aus Lüllmann, H. et al., 2006: Pharmakologie und Toxikologie) und Strukturformel von Enoxaparin-Natrium (b, aus Sanofi-Aventis U.S. LLC, 2011: *Highlights of prescribing information for Enoxaparin-Natrium*).

1.2.2 Vorkommen und Herstellung

Körpereigenes Heparin wird in Gewebsmastzellen gebildet und in Mastzellen und basophilen Granulozyten, speziell im endoplasmatischen Retikulum, gespeichert (Tyrell, D.J. et al., 1999). Zellen mit hohem Heparingehalt finden sich in der menschlichen Lunge, der Leber, dem Peritoneum sowie der *Tunica mucosa* des Dünndarms. Therapeutisch verwendete Heparine werden aus dem Dünndarm von Schweinen sowie aus Rinderlunge gewonnen. Durch Fraktionierung dieser UFH können niedermolekulare Heparine hergestellt werden (Fareed, J. et al., 2003).

1.2.3 Biologische Aktivität und therapeutischer Einsatz

Die physiologische Bedeutung von Heparin ist nicht vollständig geklärt. Aufgrund seiner räumlichen Kolokalisation zum Histamin (Synthese- und Speicherort) wird vermutet, dass es bei einer, durch Histamin verursachten Vasodilatation einer möglichen, auf der Verlangsamung der Blutströmungsgeschwindigkeit beruhenden Gerinnung des Blutes vorbeugen soll (Lüllmann, H. et al., 2006, Burgis, E., 2005). Weiterhin ist es an der Lagerung basischer Proteine und des Histamins beteiligt (Tyrell, D.J. et al., 1999). Neben seiner bekannten Wirkung als Antikoagulanz sind zahlreiche Interaktionen mit anderen Proteinen wie den Selektinen (Kap. 1.1.8), diversen Wachstumsfaktoren (1.2.3.2) sowie Faktoren des Komplementsystems (Kap. 4.1.1.2) beschrieben worden (Capila, I., Linhardt, R.J., 2002).

1.2.3.1 Einsatz zur Antikoagulation

Heparine sind, neben den Cumarinen, die am häufigsten eingesetzte Antikoagulantien. Sie wurden erstmalig von McLean im Jahre 1959 beschrieben (McLean, J., 1959), wobei sie den Namen „Heparin" ihrem reichlichen Vorkommen in der Leber (lat. *Hepar*) verdanken (Tyrell, D.J. et al., 1999). Durch ihre aus Pentasacchariden bestehende Grundstruktur (Abb. 3) sowie durch ihre spezifischen Substituenten besitzen Heparine die Fähigkeit, mit dem körpereigenen Glykoprotein Antithrombin III zu interagieren und dessen Wirkung um etwa den Faktor 1000 zu verstärken (Abb. 4). Dies geschieht durch Bindung an eine positiv geladene Lysin-Gruppe des Antithrombin III. Dieses bindet anschließend irreversibel an aktivierte Gerinnungsfaktoren, die in ihrem enzymatischen Zentrum die Aminosäure Serin enthalten, und inaktiviert diese. Danach steht das Heparin für eine erneute Antithrombin III-Bindung wieder zur Verfügung. UFH sind hierbei aufgrund ihrer Größe (5 bis 40 kDa) in der Lage, gleichzeitig einen Gerinnungsfaktor und das Antithrombin III zu binden. *LMWHs* besitzen diese Eigenschaft nicht - sie können nur direkt mit dem Antithrombin III interagieren und auf diese Weise nur einen bestimmten Faktor der Gerinnungskaskade, nämlich den Faktor X (Stuart-Prower-Faktor), hemmen. Das Verhältnis der Faktor II-Hemmung zur Faktor X-Hemmung verschiebt sich zu Gunsten des Faktor X. Aus diesem Grund werden *LMWHs* auch Faktor X-Inhibitoren genannt (Balogh, Z. et al., 2002, Burgis, E., 2005, Lüllmann, H. et al., 2006). Unterschiede lassen sich ebenfalls bei den klinischen Charakteristika beider Heparinklassen beobachten. Während Heparin-Natrium eine kurze Halbwertszeit von nur 5 - 15 Minuten sowie einen schnellen Wirkungseintritt hat und seine Verwendung ein hohes Risiko für Blutungskomplikationen birgt, ist Enoxaparin mit einer Halbwertszeit von etwa 4,5 Stunden länger wirksam und hat ein deutlich geringeres Potential, Blutungskomplikationen zu verursachen (Burgis, E., 2005, Lüllmann, H. et al., 2006). UFH hat den Vorteil, dass es kontinuierlich *via* Perfusor appliziert und seine Dosierung durch die kurze Halbwertszeit gut gesteuert werden kann. *LMWHs* wiederum brauchen aufgrund ihrer längeren Halbwertszeit nur einmal täglich (z.B. im Rahmen der stationären oder auch ambulanten thromboprophylaktischen Therapie) appliziert zu werden und bedürfen keiner strikten Überwachung von Gerinnungsparametern.

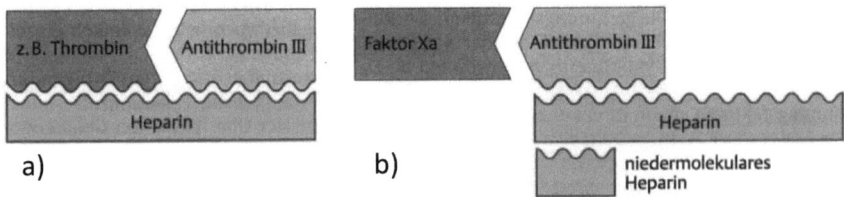

Abbildung 4: Antikoagulatorische Wirkung eines unfraktionierten Heparins (a, UFH) und eines niedermolekularen Heparins (b, engl. *low molecular weight heparin, LMWH*). Während das UFH aufgrund seiner Größe und Molekülstruktur in der Lage ist, gleichzeitig Thrombin und Antithrombin III zu binden, interagiert das LMWH nur mit Antithrombin III, welches seinerseits den Faktor X inaktiviert (aus Lüllmann, H. et al., 2006: Pharmakologie und Toxikologie).

1.2.3.2 Protektives Potential bei Ischämie- und Reperfusionsschädigung und in Schockzuständen

In der Übersichtsarbeit von Capila et al. werden die bekannten Interaktionen von Heparinen mit anderen Biomolekülen zusammengefasst, welche für die potentiellen Schutzwirkungen nach einer I/R-Schädigung verantwortlich sein können (Capila, I., Linhardt, R.J., 2002). Hiernach ist Heparin ein wichtiger

Kofaktor für die Wirksamkeit zahlreicher Wachstumsfaktoren wie der des *fibroblast growth factor* (*FGF*), des *vascular endothelial growth factor* (*VEGF*), des *hepatocyte growth factor* (*HGF*) und des *transforming growth factor β-1* (*TGF-β1*). Weiterhin bindet Heparin mit unterschiedlicher Affinität an diverse Chemokine und scheint somit an der Rekrutierung und Aktivierung von Zellen während der Inflammation beteiligt zu sein. Die Blockade der Selektine (Kap. 1.1.8 und 4.1.1.1) ist die wohl wichtigste, bisher beschriebene antiinflammatorische Wirkung, welche die Heparine entfalten können. Hierdurch wird die Adhäsion und Migration, vor allem neutrophiler Granulozyten, gehemmt und damit die Inflammationsreaktion abgeschwächt. Der Gewebeschaden unter ischämischen Bedingungen kann gemindert werden (Capila, I., Linhardt, R.J., 2002). Weitere beschriebene antiinflamatorische Wirkungen sind die Hemmung der C3-Konvertase und damit des Komplementsystems (Kap. 4.1.1.2) (Lappegård, K.T. et al., 2004) wie auch die Aktivierung der endothelialen NO-Synthase (Kap. 4.1.1.3) (Kouretas, P.C., 1998). Darüber hinaus konnte in einigen Arbeiten zur I/R-Schädigung anderer Organe ein positiver Effekt einer Heparinapplikation auf hämodynamische Parameter wie den Blutdruck und die Herzfrequenz nachgewiesen werden (Kap. 4.2) (Matsumoto, T. et al, 2000, Nakamura, T. et al., 2001).

1.3 Problemstellung

Die antikoagulative Therapie mit Heparinen zur Hemmung der Blutgerinnung zählt zu den zahlreichen therapeutischen Optionen von intensivmedizinisch oder regulär stationär behandelten Patienten. Einige Patientengruppen, vor allem Patienten nach kardiochirurgischen Operationen (Bolcal, C. et al.,

2005, Huwer, H. et al., 2004) sowie Patienten in schweren Schockzuständen (Masuno, T. et al., 2006, Reilly, P.M. et al. 2001) sind einem besonders hohen Risiko ausgesetzt, eine mesenteriale Ischämie mit konsekutivem Infarkt zu erleiden. Eine antikoagulative Therapie dient hierbei der Verhinderung einer Bildung von Thromben, welche unter anderem eine Mesenterialischämie auslösen könnten. Gleichzeitig bergen Heparine jedoch aufgrund ihrer antikoagulatorischen Eigenschaften die nicht unerhebliche Gefahr, Hämorrhagien, vor allem in bereits geschädigtem, infarziertem Darmgewebe zu verursachen und den Zustand des Patienten im Falle einer mesenterialen Ischämie gar zu verschlechtern. Aus der schwierigen Diagnostik und Therapie (Kap. 1.1.4 und 1.1.5) der mesenterialen Ischämie ergibt sich, vor allem für die genannten Patientengruppen, in besonderem Maße die Notwendigkeit präventiver und protektiver Maßnahmen. Die Stoffklasse der Heparine bietet hier womöglich ein protektives Potential im Falle eines drohenden, ischämiebedingten Gewebeschadens des Dünndarms. In der Literatur konnten bereits zahlreiche Schutzwirkungen an anderen Organen (Herz, Leber) durch die Gabe diverser, meist nicht gerinnungsaffektiver Heparine oder Heparinderivate nach einer I/R-Schädigung erzielt werden (Kap. 4). Für den Fall der mesenterialen Ischämie sind nur vereinzelt Ergebnisse, meist im Rahmen anderer Fragestellungen, beschrieben. Oft wird nach der Applikation eines Heparins kein (Olanders, K. et al., 2005) oder gar ein negativer (Lanzafame, R.J., 1983) Effekt auf die Viabilität des Dünndarms beobachtet. Der Einfluss auf Vitalparameter wie Blutdruck und Herzfrequenz wird sehr variant beschrieben, es sind sowohl hämodynamisch aktivierende (Nakamura, T. et al., 2001, Helfin, C.R. et al., 2006) als auch repressive (Susic, D. et al., 1992) Effekte beschrieben.

1.4 Ziel der Arbeit

Die Untersuchungen der vorliegenden Arbeit sollten am Tiermodell der Ratte die Fragestellung klären, ob sich eine kontinuierliche intravenöse Applikation des UFH Heparin-Natrium (Liquemin®) und des *LMWH* Enoxaparin (Clexane®) während einer mesenterialen Ischämie aufgrund von Blutungskomplikationen negativ auswirkt oder ob die potentiell protektiven Mechanismen (Kap. 1.2.3.2 und 4) einen positiven Einfluss auf die Dünndarmschädigung und ihre systemischen Folgen haben und so zu einer Verbesserung der Situation des Patienten führen können. Während Heparin-Natrium aufgrund seiner Molekülgröße (Kap. 1.2.1) ein höheres Vermögen besitzen, Bindungen mit Selektinen und anderen Proteinen einzugehen (Kap. 1.1.8 und 1.2.3.2), birgt die Gabe von Enoxaparin ein geringeres Risiko einer Blutungskomplikation (Kap. 1.2.3.1). Bisher liegt keine vergleichende Untersuchung zu diesen beiden Heparinen hinsichtlich der Applikation während einer mesenterialen Ischämie vor.

Konkret sollten folgende Fragen beantwortet werden:

1. Schützt die prophylaktische Applikation von Heparin-Natrium und/oder Enoxaparin den Dünndarm vor der Schädigung durch Ischämie und Reperfusion?
2. Bewirkt die Applikation von Heparin-Natrium und/oder Enoxaparin eine Stabilisierung der Vitalparameter (Blutdruck, Herzfrequenz) während der mesenterialen Ischämie und/oder der anschließenden Reperfusion?

Um differenzieren zu können, ob Schutzwirkungen auf den Dünndarm und/oder positive Effekte auf die Vitalparameter durch eine gesteigerte intestinale Blutung aufgehoben oder überlagert werden oder ob sie aus der gerinnungshemmenden Wirkung der Heparine resultieren, wurden beide Heparine jeweils in einer gerinnungswirksamen (therapeutischen) sowie einer gerinnungs*un*wirksamen (subtherapeutischen) Dosis, welche zuvor in Pilotversuchen zu definieren waren, appliziert.

2. Material und Methoden

2.1 Versuchstiere

Als Versuchstiere wurden Wistar-Ratten (*Rattus norvegicus*) gewählt. Einschlusskriterien waren männliches Geschlecht sowie ein Gewicht zwischen 400 und 470 Gramm. Die Tiere wurden von dem zentralen Tierlabor des Universitätsklinikums Essen bezogen und bis zur Versuchsdurchführung unter Standardbedingungen (Standard Makrolon-Käfig Typ II, Weichholzgranulat-Einstreu (Altomin-Faser, Altromin, Lage-Lippe, Deutschland), Standardfutter Ssniff (Ssniff, Soest, Deutschland), Trinkwasser *ad libitum* sowie konstanter Raumtemperatur (22°C ± 1°C), Luftfeuchtigkeit (55% ± 5%) und Hell/Dunkel-Rhythmus von 12/12 Stunden) und in Übereinstimmung mit den geltenden Tierschutzgesetzen gehalten. Alle in dieser Arbeit durchgeführten Tierversuche wurden zuvor durch das Landesamt für Natur, Umwelt und Verbraucherschutz des Landes NRW (LANUV) genehmigt (TSG-Nummer des Tierantrags: G974/08).

2.2 Materialien

2.2.1 Operationsmaterial

Arterienknopfschere, 11,5 cm

Bulldog-Arterienklemme, 26 mm, gewinkelt, atraumatisch

Chirurgische Standardschere, 13 cm

Chirurgische und anatomische Standardpinzette

Graefe-Pinzette, 10 cm (2x) und 14 cm, gekrümmt

Halsted Mosquitoklemme, gerade

Mikroschere, 8 cm, gekrümmt

Alle Instrumente wurden von Fine Science Tools (Heidelberg, Deutschland) bezogen.

2.2.2 Geräte

ABL 715 Blutgasanalyse-Messgerät	(Radiometer, Kopenhagen, Dänemark)
Biofuge primo Heraeus	(Kendro Laboratory, Hanau, Deutschland)
Canon 1000 D Digitalfotoapparat	(Canon, Krefeld, Deutschland)
Cardiff Aldasorber	(Shirley, Aldred, Sheffield, England)
Gewebemühle	(Retsch, Haan, Deutschland)
Isoflurane Vapor 19,3	(Dräger, Lübeck, Deutschland)
K-Sp Druckmanschette	(MediPlac, Borchen, Deutschland)
Laserdoppler-Flowmeter O_2C	(LEA Medizintechnik, Giessen, Deutschland)
Leica KL 1500 LCD OP-Lampe	(Leica Microsystems, Wetzlar, Deutschland)
Matrix Adsorbergerät	(Midmark, Ohio, USA)
Mikroskop Zeiss KF2	(Carl Zeiss, Jena, Deutschland)
Perfusor-Secura FT Infusomat	(B. Braun, Melsungen, Deutschland)

Pulsoxymeter OxiCliq A	(Nellcor, Boulder, USA)
RB1 Fotolampe	(Kaiser Leuchten, Neheim, Deutschland)
Reference 100 µl, 1000 µl Pipetten	(Eppendorf, Hamburg, Deutschland)
Sirecust 1281 Biomonitor	(Siemens, Essen, Deutschland)
Sulla 808 Narkosegerät	(Dräger, Lübeck, Deutschland)
Thermomix BM Wasserbad	(B. Braun, Melsungen, Deutschland)
UV-VIS mini 1240 Photometer	(Shimadzu, Kyoto, Japan)
Vitalab Selectra E	(VWR International, Darmstadt, Deutschland)
Wärmeplatte Typ 13511	(Medax, Rendsburg, Deutschland)

2.2.3 Gefäße, Einwegartikel

4-Wege-Hahn (blau)	(Smiths medical, Grasbrunn, Deutschland)
BD Microlance 3 Kanülen, blau, 23G, 1 ¼", 0,6 x 30 mm	(BD Micorlance 3, Franklin Lakes, USA)
Kolbenspritzen 1 ml, 2 ml	(Terumo, Leuven, Belgien)
Peha-soft powderfree Handschuhe	(Paul Hartmann, Heidenheim, Deutschland)
Perfusor-Kolbenspritze OPS 50 ml	(B. Braun, Melsungen, Deutschland)

Perfusor-Perfusionsleitung	(B. Braun, Melsungen, Deutschland)
Perma Handseide, geflochten	(Ethicon, Norderstedt, Deutschland)
PICO 50 Trockenheparin-Spritze	(Radiometer Copenhagen Medical ApS, Brønshøj, Dänemark)
Pipettenspitzen 100 µl (gelb) und 1000 µl (blau)	(Sarstedt, Nümbrecht, Deutschland)
Polyethylenkatheter, 0,58 mm ID, 0,96 mm OD	(Sims Portex, Hythe, England)
Messküvetten, 10x4x45 mm	(Sarstedt, Nümbrecht, Deutschalnd)
SafeSeal Reagiergefäße, 1,5 ml, 2 ml	(Sarstedt, Nümbrecht, Deutschland)
S-Monovette	(Sarstedt, Nümbrecht, Deutschland)
Vliesstoffkompressen	(Beese Medical, Barsbüttel, Deutschland)
Wattestäbchen, kleiner Kopf	(Maimed, Neuenkirchen, Deutschland)

2.2.4 Medikamente

Enoxaparin 40 mg	(Sanofi-Aventis, Paris, Frankreich)
Heparin-Natrium 25.000 IE	(Ratiopharm, Ulm, Deutschland)
Isofluran	(Florene, Abott, Wiesbaden, Deutschland)

Ketamin	(10%, Ceva, Düsseldorf, Deutschland)
Lidocain	(1%, AstraZenica, Wedel, Deutschland)
NaCl 0,9% isotone Kochsalzlösung	(B. Braun, Melsungen, Deutschland)
Ringer-Lösung Macoflex N	(MacoPharma International, Langen, Deutschland)

2.2.5 Chemikalien

Aqua bidestillata

Eiweiss-Glycerin 3T 012	(Waldeck, Saarbrücken, Deutschland)
Erythrosin	(Waldeck Division Chroma, Münster, Deutschland)
Ethanol 100%, 99,8% und 70%	(Roth, Karlsruhe, Deutschland)
Formalin 4% und 10%, gepuffert	(Formafix Global Technologies, Düsseldorf, Deutschland)
Mayer's Hämalaun Lösung	(Merck, Darmstadt, Deutschland)
Paraffin	(McCormick Scientific, St. Louis, USA)
Proteaseinhibitor	(Roche, Basel, Schweiz)
Sauerstoff O_2	(Air Liquide, Düsseldorf, Deutschland)

2.2.6 Computerprogramme

XLSTAT 2010.1.01	(Addisonsoft, Andernach, Deutschland)

Cell Explorer Version 3.5	(BioSciTec, Frankfurt am Main, Deutschland)
Microsoft Office 2003	(Microsoft, Redmond, USA)

2.3 Methoden

2.3.1 Sedierung, Analgesie und Narkose der Versuchstiere

Die Narkoseeinleitung erfolgte in einer dichten Einleitungsbox, welche mit 2% Isofluran in 100% O_2 bei einem Fluss von 4 l/Minute über einen Vaporizer vorgefüllt wurde. Bei ausreichender Sedierung (keine registrierbare Bewegung, abflachende Atmung, keine Bewegung der Augenlider) wurden die Tiere anschließend in Rückenlage auf einer Wärmeplatte positioniert (Abb. 7a) und durch Anlegen des Pulsoxymeters an der rechten Hinterpfote, Einführen der rektalen Temperatursonde sowie Abdecken mit Aluminiumfolie für die Operation vorbereitet. Eine systemische Sedierung sowie Analgesie erfolgte durch die subkutane Applikation von Ketamin 10% in einer Dosierung von 80 mg/kg KG am rechten Hemithorax. Weiterhin wurde zur Lokalanästhesie der ventrale Halsbereiches mit 0,5 ml Lidocain 1% infiltriert. Während der Operation wurde die Narkoseintensität durch die Isofuran-Applikation am Vaporizer zwischen 0l und 4l angepasst. Die Schmerzreflexe und somit die ausreichende Tiefe der Narkose wurden durch Blutdruckakzelerationen sowie Abwehrbewegung des Tieres bei Kompression der linken Hinterpfote mit einer anatomischen Pinzette bestimmt. Bei ausreichender Narkosetiefe und Analgesie wurde mit der Präparation der Halsgefäße begonnen.

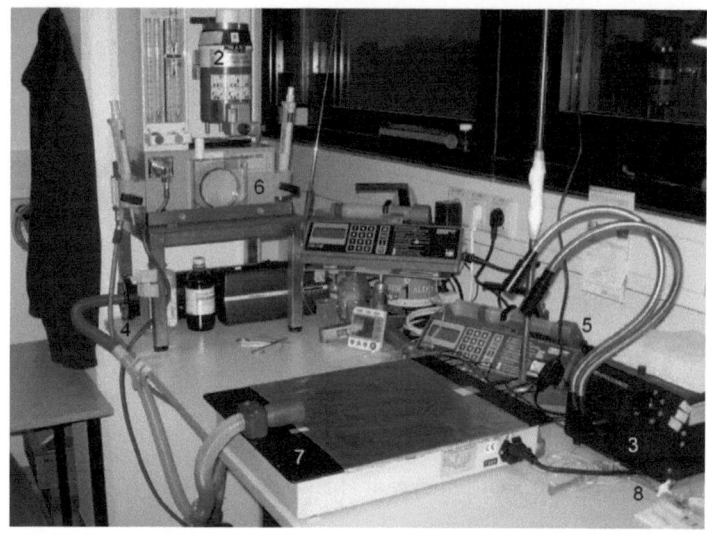

Abbildung 5: OP-Arbeitsplatz (1 Cardiff Aldasorber, 2 Isoflurane Vapor 19,3, 3 OP-Lampe, 4 Matrix Adsorbergerät, 5 Infusomat, 6 Narkosegerät, 7 Wärmeplatte, 8 3-Wege-Hahn mit Perfusorleitung und Blutdrucksensor)

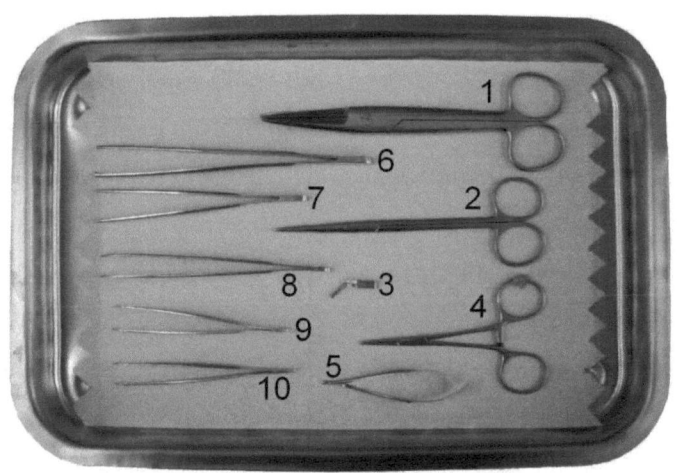

Abbildung 6: Operationsbesteck (1 Chirurgische Standardschere, 2 Arterienknopfschere, 3 Bulldog-Arterienklemme, 4 Halsted Mosquitoklemme, 5 Mikroschere, 6 Chirurgische Standardpinzette, 7 Anatomische Standardpinzette, 8 - 10 Graefe-Pinzetten)

2.3.2 Operative Eingriffe

2.3.2.1 Gefäßpräparation der *Arteria carotis communis* und der *Vena jugularis interna* und anschließende Katheterisierung

Die Präparation der Halsgefäße erfolgte über einen submandibulären, longitudinalen Hautschnitt von etwa 1 - 1,5 cm Länge im ventralen Halsbereich (Abb. 7b). Es folgte eine stumpfe Präparation mit einem Wattestäbchen sowie einer stumpfen Graefe-Pinzette.

Arteria carotis communis: zunächst wurde der schräg verlaufende *Musculus omohyoideus* mit einer Schere durchtrennt und die *Arteria carotis communis* identifiziert. Anschließend erfolgte eine schonende Präparation des ihr direkt anliegenden *Nervus vagus* und eine Isolation des Gefäßes von umliegendem Bindegewebe (Abb. 7c). Nach ausreichender Mobilisation wurde der kraniale Gefäßpol mittels einer Seidenligatur verschlossen. Hiernach wurde das Gefäß quer inzidiert, ein Polyethylenkatheter hineingeschoben (dieser wurde vorher bereits so präpariert, dass über eine Injektionsnadel die Verbindung zu einer Perfusionsleitung, einem Drucksensor zur Registrierung des Blutdrucks und einem 3-Wege-Hahn hergestellt werden konnte; das komplette System wurde mit 0,9%iger NaCl-Lösung vorgefüllt und auf die Abwesenheit von Lufteinschlüssen hin überprüft) und dieser mit einer weiteren Seidenligatur fixiert (Abb. 7d). Der Katheter in der *Arteria carotis communis* diente zum einen der kontinuierlichen Messung von Herzfrequenz und Blutdruck (Kap. 2.3.3), zum anderen der Entnahme arterieller Blutproben (Kap. 2.3.5). Nach jeder Manipulation wurde der Katheter mit 1 ml 0,9%iger NaCl-Lösung gespült.

Vena jugularis interna: nach schonender Präparation und Isolierung des Gefäßes von begleitenden Bindegewebssträngen wurde der proximale

Gefäßpol mit einer Seidenligatur verschlossen und eine quere Venotomie durchgeführt (Abb. 7e). Durch diese wurde der venöse Polyethylenkatheter (Präparation s.o., jedoch ohne Drucksensor; das komplette System wurde mit der jeweiligen Heparin-Lösung bzw. mit 0,9%iger NaCl-Lösung vorgefüllt und auf die Abwesenheit von Lufteinschlüssen hin überprüft) eingeführt und ebenfalls fixiert (Abb. 7f). Anschließend wurde über diesen Katheter mit der Infusion des jeweiligen Heparins bzw. der 0,9%iger NaCl-Lösung (Versuchsgruppen in Kap. 2.3.8.2 und 3.1) begonnen.

2.3.2.2 Gefäßpräparation der *Arteria mesenterica superior* und Induktion der mesenterialen Ischämie und Reperfusion

Der Zugang zur *AMS* erfolgte über eine 4 - 5 cm lange, mediane Laparotomie entlang der *Linea alba* (Abb. 7g). Der Dünndarm wurde exkorporiert und unter strenger Schonung und Vermeidung einer Torquierung in einer warmen, feuchten (0,9%ige NaCl-Lösung) Kompresse gelagert (Abb. 7h). Anschließend erfolgte eine stumpfe Präparation und Isolierung der *AMS*. Nach ausreichender Darstellung und Mobilisation wurde diese mit einer atraumatischen Bulldog-Arterienklemme abgeklemmt und hierdurch die mesenteriale Ischämie für 90 Minuten induziert (Abb. 7i).

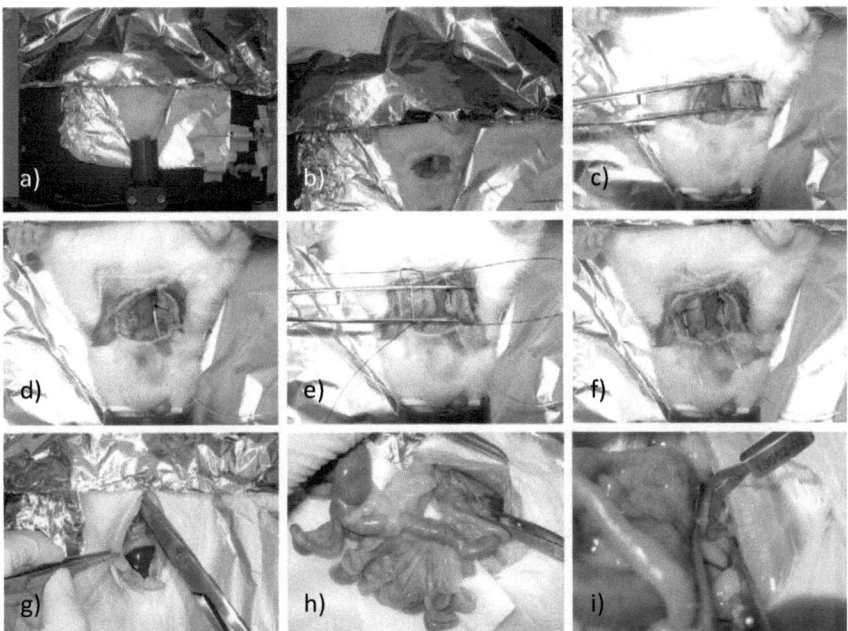

Abbildung 7: Gefäßpräparation der *Arteria carotis communis* (*ACC*), *Vena jugularis interna* (*VJI*) und *Arteria mesenterica superior* (*AMS*) und Abklemmung der *AMS*. Narkotisierung und Lokalanästhesie des Halsbereiches vor Operationsbeginn (a), Halsschnitt (b), Präparation und Freilegung der *ACI* (c), Katheterisierung der *ACI* (d), Präparation und Freilegung der *VJI* (e), Katheterisierung der *VJI* (f), Laparotomie (g), Präparation und Freilegung der *AMS* (h) und Abklemmung der *AMS* (i).

Ein kurzzeitiger Anstieg des Blutdruckes, eine Abnahme der Pulsation im Mesenterium sowie ein Abblassen des Darms bestätigten die korrekte Positionierung der Arterienklemme. Zur Minimierung von Flüssigkeitsverlusten und einer Auskühlung des Tieres wurde der offene Situs nach Reinkorporation des Darms mit einer warmen, feuchten (0,9%ige NaCl-Lösung) Kompresse abgedeckt. Zur Reperfusion wurde die Arterienklemme nach 90 Minuten wieder gelöst.

2.3.3 Biomonitoring der Vitalparameter

Der Katheter in der *Arteria carotis communis* ermöglichte die kontinuierliche Bestimmung des systolischen, diastolischen sowie mittleren Blutdrucks (mittlerer arterieller Druck in mmHg, MAD) sowie der Pulsfrequenz (Schläge pro Minute) in Echtzeit. Der mittlere arterielle Zielblutdruck sollte hierbei zur Standardisierung der einzelnen Versuchsverhältnisse in einem Bereich von 90 - 100 mmHg gehalten werden. Ein intraarterieller Bolus von 0,5 ml 0,9%iger NaCl-Lösung wurde hierzu appliziert, sobald der MAD für mehr als 5 Minuten unter 90 mmHg sank. Im wiederholten Falle eines Abfalls für mehr als 5 Minuten unter 90 mmHg wurde erneut ein analoger Bolus verabreicht (innerhalb einer Stunde maximal 5 ml 0,9%iger NaCl-Lösung/kg KG). Die Verabreichung der Boli galt als zusätzliches Maß für die Blutdruckqualität und wurde im Operationsprotokoll vermerkt. Die Bestimmung der Körpertemperatur erfolgte durch die rektale Temperatursonde, die Bestimmung der Sauerstoffsättigung des Blutes durch das Pulsoxymeter. Zur Bestimmung der Atemfrequenz wurden die Thoraxbewegungen pro Minute registriert. Alle Vitalparameter wurden über den gesamten Versuchszeitraum alle 10 Minuten dokumentiert. Nach der Induktion der Ischämie sowie dem Beginn der Reperfusion erfolgte eine zusätzliche Registrierung nach 5 Minuten.

2.3.4 Beurteilung der Mikrozirkulationsparameter des Dünndarms

Nach der Laparotomie (Abb. 7g) erfolgte die Messung der Mikrozirkulation, der Sauerstoffsättigung des Hämoglobins (sO_2) sowie des relativen Füllungsstatus (relativer Hb) der venösen Mikrovaskulatur mittels Laserdoppler-Flowmetrie, kombiniert mit einer Gewebespektroskopie. Die

Messung erfolgte am 7. Dünndarmsegment (distales Jejunum), zum einen aufgrund der hier beschriebenen, stärksten Schädigung des Dünndarms durch mesenteriale I/R (Petrat, F. et al., 2010), zum anderen aufgrund der guten Zugänglichkeit des Segments ohne die Notwendigkeit einer potentiell schädigenden Mobilisation und Extrakorporation des Dünndarms (Abb. 7h). Die transmurale Messung erfolgte mittels eines flachen Sensors vor der Applikation des jeweiligen Heparins oder 0,9%iger NaCl-Lösung, kurz vor Induktion der Ischämie, am Ende der Ischämiephase sowie am Ende der Reperfusionsphase (Abb. 8)[4].

2.3.5 Blutentnahme, Blutgasanalyse und Bestimmung von Organschädigungsparametern im Blutplasma

Die Blutentnahmen erfolgten mit einer 2-ml Trockenheparin-Spritze aus der *Arteria carotis communis*. Insgesamt wurden 5 Blutproben á 0,7 ml im Verlauf einer Operation entnommen (Abb. 8) und mit einer äquivalenten Menge 0,9%iger NaCl-Lösung substituiert. Die Blutproben wurden anschließend zentrifugiert (3.000 x g für 15 Minuten bei 25°C, im Falle einer nicht sofortigen Analyse, für maximal 4 Stunden bei 4°C gelagert) und die Enzymaktivitäten der Aspartat-Aminotransferase (AST, früher auch Glutamat-Oxalacetat-Transaminase, GOT), Alanin-Aminotransferase (ALT; früher auch Glutamat-Pyruvat-Transaminase, GPT) sowie der Laktatdehydrogenase (LDH) im Plasma bestimmt. Die Plasmaenzyme dienten

---

[4] Die Versuche für diese Untersuchung wurden am Institut für Physiologische Chemie des Universitätsklinikums Essen im Rahmen der Manuskriptrevision des auf den Ergebnissen dieser Arbeit beruhenden Artikels von einer ausgebildeten biologisch-technischen Laborassistentin (Kristina Piwellek) durchgeführt.

als Indikatoren für die durch die Ischämie induzierte Organ- und Zellschädigung (AST und ALT vor allem der Leber, LDH vor allem des Darms).

Zum Zeitpunkt der 1., 3. und 5. Blutentnahme wurde zusätzlich eine Blutgasanalyse durchgeführt. Hier wurden folgende Parameter bestimmt: O_2-Partialdruck (PO$_2$, mmHg), CO_2-Partialdruck (PCO$_2$, mmHg), Sauerstoffsättigung (sO$_2$, %), pH-Wert, Basenüberschuss (BE, mmol/l), Bikarbonatkonzentration (HCO^{3-}, mmol/l), Hämoglobinkonzentration (Hb, g/dl), Hämatokrit (Hct, %), Elektrolyte (Na$^+$, K$^+$, Ca^{2+}, Cl$^-$, mmol/l) und Osmolarität (mOsm, mmol/kg).

Eine Übersicht über den Verlauf der Operation und die Zeitpunkte der Blutentnahmen und Untersuchungen gibt Abbildung 8:

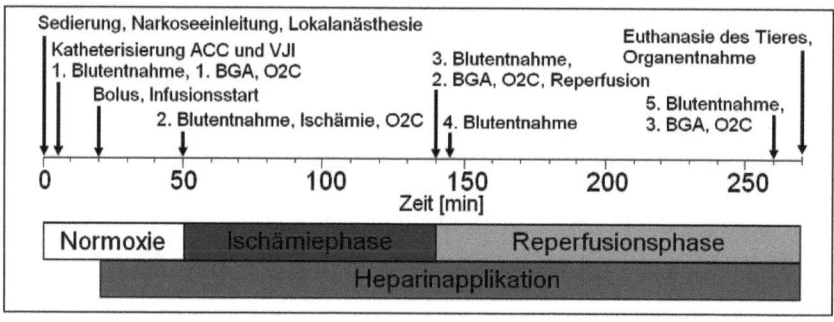

Abbildung 8: Zeitlicher Operationsablauf (*Arteria carotis communis ACC, Vena jugularis interna VJI*, Laserdoppler-Flowmetrie und Gewebsspektroskopie O2C, Blutgasanalyse BGA)

2.3.6 Euthanasie der Versuchstiere und Darmresektion

Am Ende der Versuche wurde der *Exitus letalis* durch eine kardiale Inzision unter tiefer Isofluraninsufflation herbeigeführt. Im Anschluss wurde der Dünndarm, nach proximalem Absetzen am Magen und distalem Absetzen am Blinddarm, entnommen und in 10 Stücke á ca. 9,5 - 10,5 cm zerteilt. Das Mesenterium wurde mit einer Schere entlang der *Radix mesenterii* abgetrennt. Aus Segment 5 wurde ein ca. 2 cm langes Resektat durch Fixierung in Formalin für die histologische Aufbereitung und die Beurteilung der Histopathologie asserviert. Anschließend wurden alle 10 Segmente in einzelnen Petrischalen mit extern eisgekühlter NaCl-HEPES-Lösung (140 mM NaCl, 20 mM, pH 7,4, 4°C) deponiert.

2.3.7 Gewebeschädigungsparameter des Dünndarms

2.3.7.1 Beurteilung der makroskopischen Dünndarmschädigung anhand eines makroskopischen Scores

Zur Quantifizierung der ischämieinduzierten Dünndarmschädigung wurde ein makroskopischer Score verwendet (Petrat, F. et al., 2010). Hierzu wurde eine Enterotomie der einzelnen Darmstücke entlang der *Radix mesenterii* in Längsrichtung durchgeführt. Anschließend wurden diese in NaCl-HEPES-Lösung mit mehreren Nadeln auf einer Styroporplatte fixiert und befundet. Zur Dokumentation wurde jedes Darmstück in konstanter Position und bei definierter Raumbeleuchtung (Lampe, kein Tageslicht) fotografiert und digital archiviert.

Die Einteilung der Schwere der Dünndarmschädigung erfolgt in 4 Grade:

0: keine Veränderung sichtbar

1: vereinzelte oder multiple petechiale Einblutungen geringer Intensität

3: lokale Einblutungen, jedoch ohne nekrotisch veränderte Darmwand

9: massive Einblutungen mit dunkelrot verfärbter, nekrotischer Darmwand

Die jeweils betroffene Fläche wurde in Prozent angegeben und mit dem Score-Zahlenwert multipliziert. Dies erfolgte für alle 10 Darmstücke separat. Anschließend wurden der Mittelwert des Schädigungsgrades für jedes Darmstück und hieraus der mittlere Gesamtschädigungsgrad des gesamten Darms berechnet.

2.3.7.2 Bestimmung von Parametern der Dünndarmschädigung im Dünndarmhomogenat

Nach der makroskopischen Befundung wurden die 10 Darmstücke geteilt und auf 20 2-ml Eppendorfcups verteilt, in welchen sich ein Homogenisierungspuffer (140 mM NaCl, 20 mM HEPES, pH 7,4 bei 4°C, 1 Tablette Complete Proteaseinhibitorcocktail pro 50 ml Puffer) sowie butyliertes Hydroxytoluol (BHT, 4,4 mg BHT gelöst in 1 ml 100% EtOH ergaben eine 20 mM Stammlösung, täglich frisch angesetzt) befanden. Von der BHT-Stammlösung wurde 1 µl in 1 ml des Homogenisierungspuffers pippetiert, sodass die Endkonzentration 20 µM betrug. Das BHT diente der Verhinderung einer vorzeitigen Lipidperoxidation infolge der Gewebeaufarbeitung. Eine erste Zerkleinerung des Gewebes erfolgte mit der Schere in den Eppendorfcups, die eigentliche Homogenisierung im Anschluss mit einer Gewebemühle (15 Minuten bei maximaler Frequenz). Anschließend wurden die Eppendorfcups bei 16.000 x g für 15 Minuten bei 4°C zentrifugiert. Der hierbei entstandene Überstand wurde mit der Pipette entnommen, in einem 15-ml Falkon gesammelt und schnellstmöglich für weitere Messungen verwandt.

2.3.7.2.1 Bestimmung des Hämoglobingehaltes

Die Bestimmung des Hämoglobingehaltes (Kap. 1.1.8, 1.3 und 1.4) im Darmhomogenat erfolgte photometrisch anhand der Methämoglobincyanid-Methode (Petrat, F. et al., 2011). Hierzu wurden 2 ml modifizierter Drabkin-Lösung (50 mg Kaliumcyanid, 200 mg Kaliumhexacyanoferrat(III), 140 mg Monokaliumdihydrogenphosphat, 1 ml Triton X-100 *ad* 1000 ml *Aqua bidestillata*, pH 7,6 - 7,7) und 0,5 ml optisch klarer Darmhomogenatüberstand in einem 15-ml Falkon gemischt und nach 5 Minuten die Absorption bei 543 nm gegen die Drabkin-Lösung als Leerwert bestimmt (Doppelbestimmung). Der ermittelte Wert wurde um die unspezifische Absorption bei 700 nm korrigiert.

2.3.7.2.2 Bestimmung der Myeloperoxidaseaktivität

Die Aktivität der Myeloperoxidase (MPO) im Dünndarm wurde als Maß für die Anwesenheit neutrophiler Granulozyten, welche dieses Enzym sezernieren (Kap. 1.1.8 und 4.1.1.1), bestimmt. Die Bestimmung der MPO-Aktivität erfolgte anhand der Wasserstoffperoxid (H_2O_2)-abhängigen Oxidation von o-Dianisidin. Hierzu wurden 1,67 mg o-Dianisidin täglich frisch in 10 ml KH_2PO_4/K_2HPO_4-Puffer (50 mM, pH 6,0) gelöst und die Reaktion durch die Zugabe von 150 µl 9,78 mM H_2O_2 gestartet. Die Bestimmung erfolgte automatisch mit dem Vitalab Selectra E. Die Messergebnisse wurden in Units pro Liter (U/l) angegeben.

2.3.7.2.3 Bestimmung TBA-reaktiver Substanzen

Der Thiobarbitursäure-Test (*TBA*-Test) diente der Quantifizierung *TBA*-reaktiver Substanzen als Maß für die Lipidperoxidation (Kap. 1.1.8). Im Rahmen der durch Hydroxylradikale und Ferrylspezies ausgelösten Lipidperoxidation entstehen bei der Peroxidation von Phospholipiden und Fettsäuren auch kleine Mengen Malondialdehyd. Malondialdehyd und andere Produkte der Lipidperoxidation reagieren mit *TBA* unter Bildung eines Farbstoffkomplexes, welcher bei 532 nm photometrisch erfasst werden kann. Die für den *TBA*-Test verwendeten Reagenzien waren: 27,5% Sulfosalizylsäure in *Aqua bidestillata*, 1% TBA-Lösung (1 g *TBA* wurden unter Rühren im Messzylinder mit 50 ml *Aqua bidestillata* versetzt. Anschließend wurde vorsichtig 5 N NaOH zugesetzt bis die Lösung klar wurde. Der pH-Wert wurde auf 7 eingestellt, die Lösung schließlich mit *Aqua bidestillata* auf 100 ml aufgefüllt) und 10 µM 1,1,3,3-Tetramethoxypropan-Standard (TMP-Standard; 100 µl TMP wurden in 100 ml Homogenisierungspuffer zur Herstellung einer 6 mM Lösung pippetiert, davon wurden 166 µl in 100 ml Homogenisierungspuffer transferiert, was eine 10 µM Lösung ergab).

Jede Messung für einen Dünndarm umfasste Doppelansätze aus jeweils 2 Proben, 2 Probenkontrollen und 2 Standards in jeweils einem 2 ml-Eppendorfcup. Die Proben-Ansätze bestanden aus 1 ml Darmhomogenatüberstand, welcher mit 0,1 ml Sulfosalizylsäure versetzt, gut vermischt und 10 Minuten bei Raumtemperatur inkubiert wurde.

Anschließend erfolgten der Zusatz von 550 µl *TBA* und die Inkubation für 20 Minuten bei Raumtemperatur. Bei den Probenkontroll-Ansätzen wurde analog 1 ml Darmhomogenatüberstand mit 0,1 ml Sulfosalizylsäure versetzt, gut vermischt und 10 Minuten bei Raumtemperatur inkubiert. Anschließend erfolgten der Zusatz von 550 µl *Aqua bidestillata* (anstatt der *TBA*) und die Inkubation für 20 Minuten bei Raumtemperatur. Die Standard-Ansätze bestanden aus 1 ml TMP-Lösung (10 µM). Die Standards wurden mit 0,1 ml Sulfosalizylsäure versetzt, gut vermischt und 10 Minuten bei Raumtemperatur inkubiert. Anschließend erfolgten der Zusatz von 550 µl TBA und die Inkubation für 20 Minuten bei Raumtemperatur. Alle sechs Ansätze wurden anschließend auf Styroporschwimmern im Wasserbad für 60 Minuten auf 100°C erhitzt und danach für 5 Minuten bei 10.000 x g zentrifugiert. Der Überstand wurde in jeweils eine 1-ml Halbmikro-Photometerküvette pippetiert und die Absorption bei 532 nm gegen *Aqua bidesillata* als Leerwert bestimmt. Zur Auswertung wurden die Werte der Proben (abzüglich der Werte der Probenkontrollen) anhand des Standards in Malondialdehyd-Konzentrationen (µM) umgerechnet.

2.3.7.3 Histologische Aufbereitung und Beurteilung der Histopathologie der Dünndarmschädigung

Nach erfolgter Formalin-Fixierung wurden die Dünndarmasservate (aus dem 5. Darmsegment; Kap. 2.3.6) in Paraffinblöcke eingebettet. Am Mikrotom wurden von diesen 2 µm dünne Schnitte angefertigt und diese mithilfe eines mit Wasser und Eiweiß-Glycerin gefüllten Wasserbades auf Objektträgern fixiert. Die Hämatoxylin-Eosin(HE)-Färbung erfolgte vollautomatisch am Institut für Pathologie und Neuropathologie des Universitätsklinikums Essen.

Die histopathologische Veränderung der Darmmukosa und der Darmzotten wurden lichtmikroskopisch mithilfe des Park/Chiu-Scores (Chiu, C.J. et al., 1970, Park, P.O. et al., 1990) beurteilt. Der Park/Chiu-Score ist ein von C. J. Chiu etablierter und von P. O. Park erweiterter histopathologischer Score zur Beurteilung histologisch sichtbar Schädigungen des Dünndarms in Folge einer Ischämie (Chiu, C.J. et al., 1970, Park, P.O. et al., 1990). Die Einteilung erfolgt in 8 Grade:

Grad 0: normale *Tunica mucosa*

Grad 1: Bildung eines subepithelialen Raums (Grünhagen-Raum, durch Abhebung der *Tunica mucosa* von der Basalmembran) bei normalem Epithel, kapilläre Stauung

Grad 2: Vergrößerung des Grünhagen-Raums mit moderater Abhebung des Epithels

Grad 3: massive Epithelabhebung an der Villusunterseite, vereinzelt kahle Villusspitzen

Grad 4: kahle Villusspitzen

Grad 5: Verlust der Villi, Hämorrhagien

Grad 6: Verletzungen der Krypten sichtbar, Hämorrhagien

Grad 7: Nekrose der gesamten *Tunica mucosa et submucosa*, Hämorrhagien

Grad 8: transmurale Nekrose, Hämorrhagien

Pro Dünndarmschnitt wurde der Park/Chiu-Score in 6 Gesichtsfeldern bei einer 40-fachen Vergrößerung bestimmt und gemittelt. Der Mittelwert aller

Darmschnitte wurde als repräsentativ für die histopathologische Schädigung des Dünndarms eines Tieres gewertet[5].

2.3.8 Bestimmung der zu applizierenden Heparindosen und Definition der Versuchsgruppen

2.3.8.1 Bestimmung der aktivierten partiellen Thromboplastinzeit und der anti-Xa-Aktivität nach Heparin-Natrium- und Enoxaparin-Applikation zur Definition jeweils einer therapeutischen und einer subtherapeutischen Dosis

Zunächst mussten in einzelnen Vorversuchen jeweils zwei Dosierungen für Heparin-Natrium und Enoxaparin gefunden werden, von denen eine die Gerinnung therapeutisch beeinflussen, die zweite jedoch gerade eben keine Effekt auf die Gerinnung zeigen würde (Tabelle 1, Kap 1.4, Abb. 9). Die gerinnungswirksame (therapeutische) Dosis sollte eine in der klinischen Praxis etablierte Alteration des für das jeweilige Heparin spezifischen Gerinnungsparameters bewirken. Für Heparin-Natrium wurde eine Verlängerung der aktiven partiellen Thromboplastinzeit (engl. *activated partial thromboplastin time*, *aPTT*; Referenzwert (Mensch) ca. 28 - 32 Sekunden) (Neumeister, B. et al., 2009) auf das 2,5- bis 3,5-fache des Ausgangswertes (Wert der ersten Blutentnahme vor Heparinapplikation) angestrebt. Nach der Applikation der therapeutischen Enoxaparin-Dosis sollte die anti-Xa-Aktivität auf 0,4 bis 0,8 U/l (Referenzwert (Mensch) ca. <0,1 U/l (nach verwenderter Messmethode variierend)) (Neumeister, B. et al., 2009) steigen. Die Heparine wurden kontinuierlich in die *Vena jugularis*

---

[5] Eine Gegenbefundung erfolgte zusätzlich am Institut für Physiologische Chemie des Universitätsklinikums Essen durch eine erfahrene medizintechnische Assistentin (Natalie Boschenkov).

interna infundiert. Um eine möglichst schnelle Einstellung der Gerinnungsparameter zu gewährleisten wurde kurz vor Beginn der kontinuierlichen Infusion ein intravenöser Bolus des jeweiligen Heparins verabreicht. Diese Bolusapplikationen wurden ebenfalls in Vorversuchen titriert (Tab. 1, Abb. 9). Bei der Titration der gerinnungs*un*wirksamen (subtherapeutischen) Dosen wurde, ebenfalls in Einzelversuchen, die Dosis des pro Tier applizierten Heparins so lange gesenkt, bis gerade eben kein Effekt mehr auf den gemessenen Gerinnungsparameter festzustellen war. Auch die Bolusapplikationen wurden auf diese Zielvorgabe hin titriert. Aus diesen Vorversuchen ergaben sich vier Versuchsgruppen mit unterschiedlichen Dosierungen: 1. Gruppe mit subtherapeutischer Heparin-Natrium-Dosis, 2. Gruppe mit therapeutischer Heparin-Natrium-Dosis, 3. Gruppe mit subtherapeutischer Enoxaparin-Dosis und 4. Gruppe mit therapeutischer Enoxaparin-Dosis (Kap. 3.1).

2.3.8.2 Tierversuchsgruppen zur Untersuchung protektiver Effekte der therapeutischen und subtherapeutischen Heparin-Natrium- und Enoxaparin-Applikationen auf die mesenteriale Ischämie- und Reperfusionsschädigung

Im Anschluss an die Vorversuche zur Bestimmung therapeutischer und subtherapeutischer Heparin-Natrium und Enoxaparin-Dosen wurden Protektionsversuche zur Bestimmung der Schutzwirkung der Heparine im Falle einer induzierten mesenterialen I/R durchgeführt. Die in Kap. 2.3.8.1 beschriebenen Versuchsgruppen wurden um zwei Kontrollgruppen ergänzt:

- normoxische Kontrolle: alle operativen Eingriffe, keine *AMS*-Abklemmung

- ischämische (I/R)-Kontrolle: Applikation von 0,9%iger NaCl-Lösung anstelle eines Heparins

Somit ergaben sich sechs Versuchsgruppen mit jeweils n=6 Versuchstieren.

2.3.9 Statistik

Die Versuche wurden mit vier (Versuche zur Bestimmung der Gerinnungsparameter; Kap. 3.1) bis sechs (Versuche zur Protektion; Kap. 3.2) Versuchstieren durchgeführt. Bei den Assays wurden mindestens zwei Bestimmungen pro Wert durchgeführt. Die Ergebnisse werden als Mittelwert ± Standardfehler (engl. *standard error of the mean, SEM*) angegeben. Das Signifikanzniveau der Unterschiede zwischen den verschiedenen Gruppen wurde mit der *one-way*-Varianzanalyse (*ANOVA*) *for repeated measures* oder dem *two-way-ANOVA*, gefolgt von einer *Post-hoc*-Analyse nach Fisher (LSD) bestimmt. Ein p-Wert <0,05 wurde als signifikant betrachtet.

3. Ergebnisse

3.1 Pilotversuche zur Bestimmung einer therapeutischen und einer subtherapeutischen Heparin-Natrium- und Enoxaparin-Dosis und Definition der therapeutischen und subtherapeutischen Versuchsgruppen

Tabelle 1 zeigt die Ergebnisse der ersten Versuche an Ratten, durch die jeweils eine therapeutische und eine subtherapeutische Heparin-Natrium- und Enoxaparin-Dosis gefunden wurde. Die applizierten Dosen der Infusionen und der Boli wurden so lange alteriert, bis sich die *aPTT* und die anti-Xa-Aktivität in die gewünschten Zielbereiche (Kap. 2.3.8.1) bewegten. Die Heparin-Boli des jeweiligen Heparins ließen den spezifischen Gerinnungsparameter rascher auf die angestrebten Zielwerte ansteigen und wurden vor Beginn der kontinuierlichen Infusion injiziert. Die gewünschte Alteration des Gerinnungsparameters, und die dafür benötigte Konzentration des Heparins, wurden somit durch die Kombination der kontinuierlichen Heparin-Infusion mit einem Heparin-Bolus bereits zu Anfang des Versuches erreicht.

Die kontinuierliche intravenöse Infusion von 0,25 mg/kg x h Heparin-Natrium nach der Gabe eines initialen Bolus von 0,25 mg/kg verlängerte die *aPTT* rasch auf ca. 40 Sekunden und damit auf etwa das 3-fache des Ausgangswertes. Diese Verlängerung der *aPTT* konnte über den gesamten Versuchszeitraum konstant gehalten werden (Abb. 9b; aus Tabelle 1 ist der langsamere Anstieg der *aPTT* über den kompletten Versuchszeitraum von 180 Minuten bei einer alleinigen intravenösen, kontinuierlichen Infusion (ohne vorausgegangene Bolusgabe) von Heparin-Natrium ersichtlich). Im Gegensatz hierzu blieb die Infusion von Heparin-Natrium in einer Dosierung von 0,1 mg/kg x h nach einer initialen Bolusgabe von 0,05 mg/kg ohne jeglichen Effekt auf die aPPT (Abb. 9a). Eine dauerhafte Erhöhung der anti-Xa-Aktivität auf Werte zwischen 0,65 und 0,85 U/ml konnte durch die kontinuierliche Infusion von 0,5 mg/kg x h Enoxaparin nach einer initialen Bolus-Applikation von 0,5 mg/kg erreicht werden (Abb. 9d), wohingegen die anti-Xa-Aktivität nach der kontinuierlichen Infusion von 0,1 mg/kg x h Enoxaparin (initialer Bolus 0,05 mg/kg) bei Werten um 0,05 U/l, also nahe dem Ausgangswert, lag (Abb. 9c).

Pilotversuche zur Eingrenzung der subtherapeutischen (gerinnungs*un*wirksamen) und therapeutischen (antikoagulativen) Heparin-Natrium- (HepNa) und Enoxaparin- (Enox) Dosen in Ratten

Behandlungsgruppen	Anzahl der Versuche (Tiere)	Zeit nach Beginn der Behandlung (min)				
		0	30	60	120	180
keine Behandlung (aPTT in sek)	n=6	15,5 ± 1,7	14,4 ± 1,6	14,0 ± 0,5	13,6 ± 0,2	13,4 ± 0,3
0,25 mg HepSo/kg x h (aPTT in sek)	n=4	14,0 ± 0,7	18,7 ± 1,5	25,7 ± 2,5	30,0 ± 3,2	31,0 ± 4,3
0,25 mg HepSo/kg x h + 0,1 mg HepSo/kg Bolus (aPTT in sek)	n=1	13,30	17,80	14,30	13,80	13,10
2,5 mg Enox/kg x h (anti-Xa-Aktivität in U/l)	n=1	0,07	-	1,92	2,56	2,80
1,0 mg Enox/kg x h (anti-Xa-Aktivität in U/l)	n=1	0	0,62	1,03	1,32	1,95
0,5 mg Enox/kg x h + 0,25 mg Enox/kg Bolus (anti-Xa-Aktivität in U/l)	n=2	0	0,43	0,63	0,76	0,88

Tabelle 1: Unterschiedliche Dosen von Heparin-Natrium und Enoxaparin wurden mit 0,9%iger NaCl-Lösung verdünnt und intravenös als Bolus und/oder als kontinuierliche Infusion in die *Vena jugularis interna* narkotisierter Ratten injiziert. Zu den gegebenen Messzeitpunkten wurde jeweils die aktive partielle Thromboplastinzeit (*aPTT*, bei Heparin-Natrium-Applikation) oder die anti-Xa-Aktivität (bei Enoxaparin-Applikation) im Blutplasma gemessen. Diese Versuche gingen der Serie, deren Ergebnisse in Abbildung 9 gezeigt sind, voraus. Entscheidend für eine rasche Einstellung des jeweiligen Gerinnungsparameters auf die gewünschten (sub-)therapeutischen Werte war die Applikation eines Bolus des jeweiligen Heparins vor der kontinuierlichen Infusion. Die gezeigten Werte sind Mittelwerte ± *SEM*.

Basierend auf den Pilotversuchen und weiterführenden Bestimmungen der *aPTT* und der anti-Xa-Aktivität (Abb. 9) ergaben sich folgende vier Versuchsgruppen:

- HepNa 0,1 mg - Gruppe: subtherapeutische Heparin-Natrium-Dosis (0,05 mg/kg Bolus + 0,1 mg/kg x h als kontinuierliche Infusion);

- HepNa 0,25 mg - Gruppe: therapeutische Heparin-Natrium-Dosis (0,25 mg/kg als Bolus + 0,25 mg/kg x h als kontinuierliche Infusion);

- Enox 0,1 mg - Gruppe: subtherapeutische Enoxaparin-Dosis (0,05 mg/kg als Bolus + 0,1 mg/kg x h als kontinuierliche Infusion);

- Enox 0,5 mg - Gruppe: therapeutische Enoxaparin-Dosis (0,5 mg/kg als Bolus + 0.5 mg/kg x h als kontinuierliche Infusion).

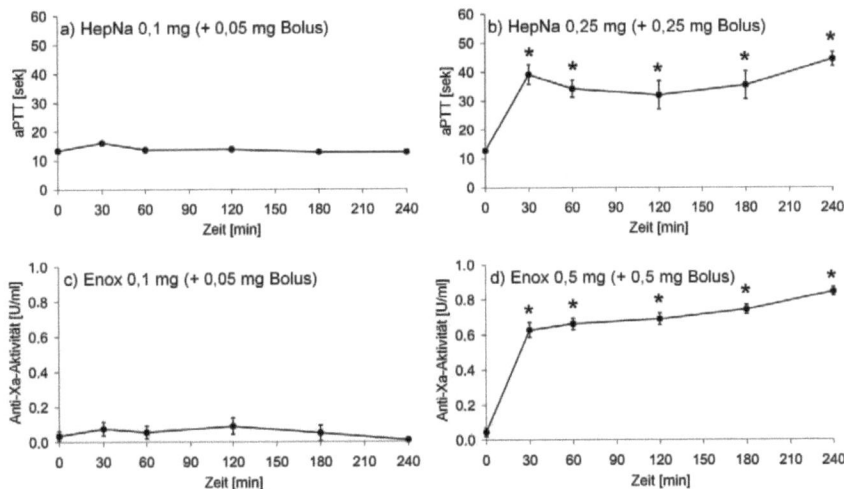

Abbildung 9: Effekt der subtherapeutischen (gerinnungsunwirksamen, a und c) und therapeutischen (antikoagulativen, b und d) Heparin-Natrium- (HepNa, a und b) und Enoxaparin- (Enox, c und d) Dosen auf die aktive partielle Thromboplastinzeit (*aPTT*) und die anti-Xa-Aktivität im Blutplasma der Ratte. Heparin-Natrium oder Enoxaparin wurden mit 0,9%iger NaCl-Lösung verdünnt und kontinuierlich in die *Vena jugularis interna* infundiert (7 ml/kg x h): 0,1 mg/kg HepNa (a), 0,25 mg/kg HepNa (b), 0,1 mg/kg Enox (c) und 0,5 mg/kg Enox (d). Um die Einstellung des jeweiligen Gerinnungsparameters und der gewünschten Heparin-Konzentration im Plasma zu beschleunigen, wurde in jedem Versuch kurz vor Beginn der Infusion ein einmaliger Bolus des jeweils zu infundierenden Heparins verabreicht: 0,05 mg/kg in der HepNa 0,1 mg - Gruppe, 0,25 mg/kg in der HepNa 0,25 mg - Gruppe, 0,05 mg/kg in der Enox 0,1 mg - Gruppe und 0,5 mg/kg in der Enox 0,5 mg - Gruppe. Die gezeigten Werte sind Mittelwerte des jeweiligen Gerinnungsparameters ± *SEM* von 4 unabhängigen Experimenten (nicht sichtbare *SEMs* sind so klein, dass sie durch die Symbole verdeckt werden). *$p < 0,05$ (im Vergleich zu Ausgangswerten bei 0 min).

3.2 Effekt der therapeutischen und subtherapeutischen Heparin-Natrium- und Enoxaparin-Dosis auf systemische und hämodynamische Parameter während der mesenterialen Ischämie und Reperfusion

3.2.1 Einfluss auf den mittleren arteriellen Blutdruck

In der präischämischen Phase lag der MAD bei allen Versuchstieren bei ca. 90 mmHg und wies keine Unterschiede zwischen den einzelnen Versuchsgruppen auf (Abb. 10). In der normoxischen Kontrollgruppe kam es während des gesamten Versuchszeitraumes zu keinen signifikanten Blutdruckalterationen. Sowohl in der ischämischen Kontrollgruppe als auch in den Heparingruppen stieg der MAD direkt nach der Abklemmung der *AMS* auf Werte um 120 mmHg und sank innerhalb von 10 - 15 Minuten wieder auf das Niveau der Ausgangswerte. Während in der postischämischen Reperfusionsphase der MAD in der ischämischen Kontrollgruppe auf 65,3 ± 1,3 mmHg abfiel und sich in der gesamten Reperfusionsphase nicht mehr erholte, bewirkten sowohl Heparin-Natrium als auch Enoxaparin eine Stabilisierung des Blutdruckes während der Reperfusion. Der durchschnittliche MAD während der Reperfusionsphase lag in der HepNa 0,1 mg - Gruppe bei 77,7 ± 2,0 mmHg, in der HepNa 0,25 mg - Gruppe bei 82,0 ± 1,5 mmHg, in der Enox 0,1 mg - Gruppe bei 73,2 ± 1,5 mmHg und in der Enox 0,5 mg - Gruppe bei 75,4 ± 2,2 mmHg. Der Verlauf des MAD während der gesamten Reperfusionsphase, sowohl in der normoxischen Kontrollgruppe als auch in allen Heparin-Gruppen, war signifikant höher im Vergleich zu dem Verlauf in der Ischämie-Kontrollgruppe (*p<0,05).

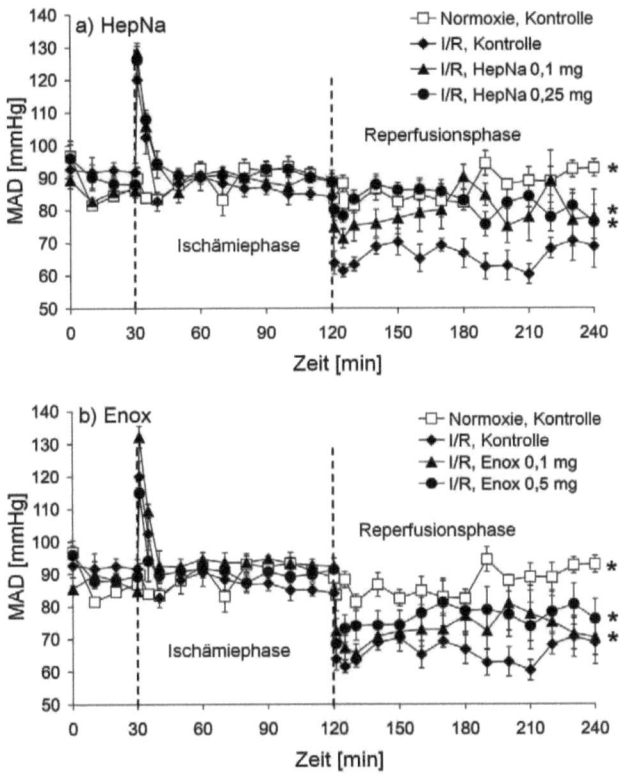

Abbildung 10: Effekt der subtherapeutischen (gerinnungsunwirksamen) und therapeutischen (antikoagulativen) Heparin-Natrium- (HepNa, a) und Enoxaparin- (Enox, b) Dosen auf den mittleren arteriellen Druck (MAD) während der mesenterialen Ischämie (I) und Reperfusion (R). Durch Abklemmung der *Arteria mesenterica superior* wurde in Ratten eine 90-minütige Mesenterialischämie erzeugt, welcher eine 120 min lange Reperfusionsphase folgte. Heparin-Natrium oder Enoxaparin wurden ab 30 min vor der Ischämie bis zum Ende der Reperfusion gemäß den aus Abbildung 9 resultierenden Dosierungen infundiert. Tiere der I/R- und der Normoxie-Kontrollgruppe erhielten dasselbe Volumen 0,9%iger NaCl-Lösung (7 ml/kg x h) ohne die Zugabe eines Heparins. Die gezeigten Werte sind Mittelwerte ± *SEM* von 6 unabhängigen Experimenten. *$p < 0.05$ (im Vergleich zur I/R-Kontrollgruppe, während der gesamten Reperfusionsphase).

Der stabilisierende Effekt auf den Blutdruck während der Reperfusionsphase spiegelte sich in der Anzahl der applizierten Boli 0,9%iger NaCl-Lösung wieder (Abb. 11). Tiere der normoxischen Kontrollgruppe erhielten keine Boli. Bei der ischämischen Kontrollgruppe lag das Gesamtvolumen der applizierten Boli bei 8,2 ± 0,9 ml, wohingegen Tiere der der HepNa 0,1 mg - Gruppe 3,3 ± 1,7 ml, der HepNa 0,25 mg-Gruppe 3,2 ± 1,4 ml, der Enox 0,1 mg-Gruppe 4,8 ± 1,4 ml und der Enox 0,5 mg - Gruppe 4,5 ± 1,6 ml erhielten. Das Gesamtvolumen der applizierten Boli war bei Tieren aller Heparin-Gruppen, außer denen der Enox 0,1 mg-Gruppe, signifikant niedriger als bei Tieren der ischämischen Kontrollgruppe.

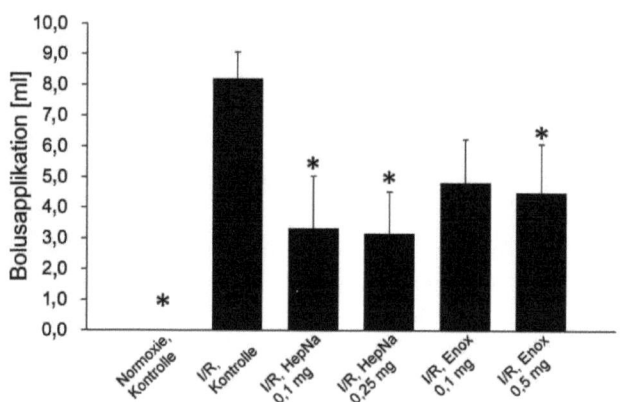

Abbildung 11: Effekt der subtherapeutischen (gerinnungsunwirksamen) und therapeutischen (antikoagulativen) Heparin-Natrium- (HepNa) und Enoxaparin- (Enox) Dosen auf das Volumen der nötigen Bolusapplikationen während der mesenterialen Ischämie (I) und Reperfusion (R). Durch Abklemmung der *Arteria mesenterica superior* wurde in Ratten eine 90-minütige Mesenterialischämie erzeugt, welcher eine 120 min lange Reperfusionsphase folgte. Heparin-Natrium oder Enoxaparin wurden ab 30 min vor der Ischämie bis zum Ende der Reperfusion gemäß den aus Abbildung 9 resultierenden Dosierungen infundiert. Tiere der I/R- und der

Normoxie-Kontrollgruppe erhielten dasselbe Volumen 0,9%iger NaCl-Lösung (7 ml/kg x h) ohne die Zugabe eines Heparins. Ab einem systolischen Blutdruck von ≤ 90 mmHg über länger als 5 min wurde wiederholt ein Bolus von 0,5 ml 0,9%iger NaCl-Lösung über den in der *Arteria carotis communis* liegenden Katheter (bis zu einem Maximalvolumen von 5 ml/kg x h) verabreicht. Die gezeigten Werte sind Mittelwerte ± *SEM* von 6 unabhängigen Experimenten. *p < 0.05 (im Vergleich zur I/R-Kontrollgruppe).

3.2.2 Einfluss auf die Herzfrequenz

Während der präischämischen Adaptationsphase (30 Minuten) sank die Herzfrequenz der Tiere leicht auf 300 - 330 Schlägen pro Minute ab (Abb. 12). In der normoxischen Kontrollgruppe blieb die Herzfrequenz der Tiere das ganze Experiment über innerhalb dieses Bereiches. Bei Tieren aller I/R-Gruppen sank die Herzfrequenz direkt nach der Abklemmung der *AMS* um ca. 50 Schläge pro Minute und stieg nach 10 - 15 Minuten wieder auf das Niveau der Ausgangswerte. Mit der Öffnung der Arterienklemme und der Einleitung der Reperfusionsphase fiel die Herzfrequenz abrupt auf Werte um 250 Schläge pro Minute um sich danach langsam wieder zu normalisieren. Die Abnahme der Herzfrequenz war bei Tieren der HepNa 0,1mg-, der HepNa 0,25 mg-, und der Enox 0,5 mg - Gruppe signifikant geringer. Auch in der gesamten Reperfusionsphase lagen die Frequenzwerte im Vergleich zu den Tieren der ischämischen Kontrollgruppe signifikant höher, wobei die Werte der HepNa 0,25 mg - Gruppe sogar signifikant höher als die Werte der Tiere der normoxischen Kontrollgruppe waren. Einzig in der Enox 0,1 mg - Gruppe ließ sich kein signifikanter Effekt auf die Herzfrequenz beobachten.

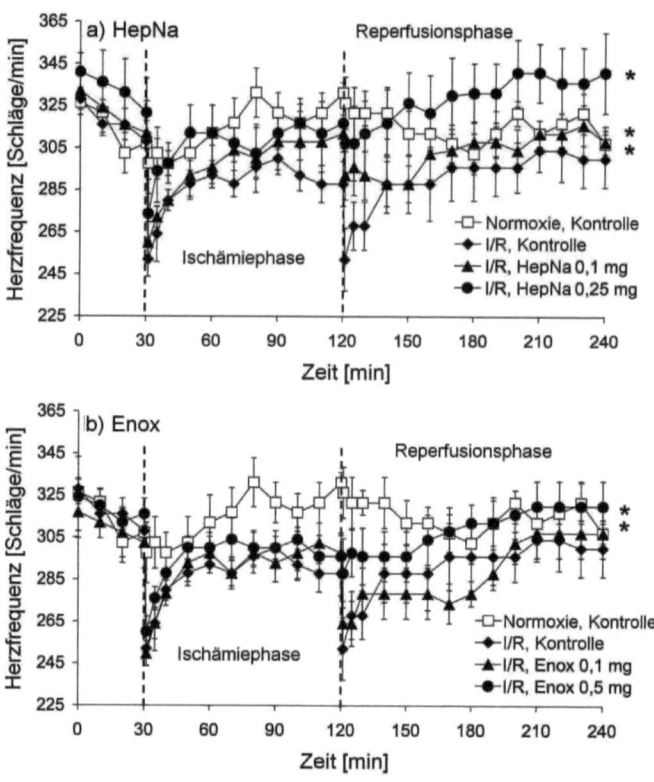

Abbildung 12: Effekt der subtherapeutischen (gerinnungsunwirksamen) und therapeutischen (antikoagulativen) Heparin-Natrium- (HepNa, a) und Enoxaparin- (Enox, b) Dosen auf die Herzfrequenz während der mesenterialen Ischämie (I) und Reperfusion (R). Durch Abklemmung der *Arteria mesenterica superior* wurde in Ratten eine 90-minütige Mesenterialischämie erzeugt, welcher eine 120 min lange Reperfusionsphase folgte. Heparin-Natrium oder Enoxaparin wurden ab 30 min vor der Ischämie bis zum Ende der Reperfusion gemäß den aus Abbildung 9 resultierenden Dosierungen infundiert. Tiere der I/R- und der Normoxie-Kontrollgruppe erhielten dasselbe Volumen 0,9%iger NaCl-Lösung (7 ml/kg x h) ohne die Zugabe eines Heparins. Die gezeigten Werte sind Mittelwerte ± *SEM* von 6 unabhängigen Experimenten. *$p < 0.05$ (im Vergleich zur I/R-Kontrollgruppe, während der gesamten Reperfusionsphase).

3.2.3 Einfluss auf die Parameter der Mikrozirkulation des Dünndarms

Kurz vor Induktion der mesenterialen Ischämie betrug der intravenöse mikrovaskuläre Blutfluss in der Wand des distalen Jejunums 70 - 100% und der sO_2 80 - 100% der am Anfang der Operation gemessenen Ausgangswerte. Während der präischämischen Phase zeigte weder die Applikation von Heparin-Natrium noch die Applikation von Enoxaparin eine Wirkung auf die beiden Parameter. Während der mesenterialen Ischämie sanken der mikrovaskuläre Fluss sowie der sO_2 auf 25% bzw. 10% ab, es zeigte sich kein signifikanter Unterschied zwischen den unterschiedlichen I/R-Gruppen. Am Ende der Reperfusionsphase waren der mikrovaskuläre Fluss sowie der sO_2 in der HepNa 0,25 mg - Gruppe signifikant niedriger als in der ischämischen Kontrollgruppe, während die subtherapeutische Heparin-Natrium- als auch beide Enoxaparin-Dosen keinen Effekt auf die beiden Parameter hatten. Im Vergleich zwischen den therapeutischen und subtherapeutischen Dosen beider Heparine lagen die beiden Parameter jeweils in der therapeutischen Dosis niedriger als in der subtherapeutischen, wobei der Unterschied zwischen der Enox 0,1 mg- und der Enox 0,5 mg - Gruppe nicht signifikant war. Der Füllungsstatus der venösen Mikrovaskulatur zeigte nur leichte Änderungen während der I/R und wies keine signifikanten Unterschiede auf.

3.2.4 Einfluss auf Parameter der Blutgasanalyse

Die Parameter der Blutgasanalyse sind in Tabelle 2 dargestellt. Im Verlauf der gesamten Operation sank der pO2 in der normoxischen Kontrollgruppe von 503,8 ± 16,9 mmHg auf 421,8 ± 27,5 mmHg während der pCO2 von 49,38 ± 0,85 mmHg auf 56,10 ± 7,61 mmHg anstieg. Der pH-Wert sank in beiden

Gruppen auf 7,23 ± 0,04 bzw. 7,24 ± 0,02. Während die Hämoglobinkonzentration und der Hämatokrit in der normoxischen Kontrollgruppe nahezu konstant blieben, stiegen die Werte in der ischämischen Kontrollgruppe auf 15,24 ± 0,2 g/dl bzw. 46,5 ± 0,1 %. In keiner Heparin-Gruppe zeigte sich ein signifikanter protektiver Effekt auf die Parameter der Blutgasanalyse oder die Elektrolytkonzentrationen.

Effekt der subtherapeutischen (gerinnungsunwirksamen) und therapeutischen (antikoagulativen) Heparin-Natrium- (HepNa) und Enoxaparin- (Enox) Dosen auf Parameter der arteriellen Blutgasanalyse, Elektrolyte und metabolische Parameter im Verlauf der mesenterialen Ischämie (I) und Reperfusion (R)

Parameter	Blutentnahme-Zeitpunkt	Normoxie-Kontrolle	I/R-Kontrolle	HepNa 0,1 mg	HepNa 0,25 mg	Enox 0,1 mg	Enox 0,5 mg
pO2	1 (OP-Beginn)	503,8 ± 16,9	478,0 ± 20,6	514,3 ± 11,9	478,2 ± 17,9	502,6 ± 6,3	379,6 ± 15,8*
	3 (Ende I)	461,6 ± 32,9	524,4 ± 6,6	460,2 ± 26,3	464,8 ± 8,9*	401,8 ± 10,4*	443,8 ± 10,4*
	5 (Ende R)	421,8 ± 27,5	492,3 ± 27,3	486,2 ± 26,1	507,5 ± 20,7	495,8 ± 23,5	520,0 ± 12,1
pCO2	1 (OP-Beginn)	49,38 ± 0,85	48,36 ± 0,67	47,98 ± 2,03	46,74 ± 0,74	50,43 ± 2,53	46,26 ± 1,35
	3 (Ende I)	52,52 ± 5,30	52,53 ± 2,52	53,32 ± 1,44	54,03 ± 1,69	51,42 ± 2,75	52,36 ± 2,94
	5 (Ende R)	56,10 ± 7,61*	38,05 ± 1,89	36,94 ± 1,56	39,30 ± 2,00	39,42 ± 4,26	39,17 ± 0,96
sO2	1 (OP-Beginn)	97,5 ± 0,1*	97,3 ± 0,1	97,3 ± 0,1	97,3 ± 0,1	97,2 ± 0,03	97,2 ± 0,1
	3 (Ende I)	97,4 ± 0,1	97,2 ± 0,1	97,3 ± 0,1	97,1 ± 0,1	97,1 ± 0,02	97,2 ± 0,1
	5 (Ende R)	97,4 ± 0,1	97,1 ± 0,1	97,4 ± 0,04	97,2 ± 0,1	97,2 ± 0,1	97,4 ± 0,1
pH	1 (OP-Beginn)	7,34 ± 0,01	7,35 ± 0,01	7,35 ± 0,01	7,35 ± 0,003	7,32 ± 0,01	7,34 ± 0,01
	3 (Ende I)	7,25 ± 0,03	7,26 ± 0,01	7,25 ± 0,01	7,26 ± 0,02	7,26 ± 0,01	7,26 ± 0,01
	5 (Ende R)	7,23 ± 0,04	7,24 ± 0,02	7,23 ± 0,03	7,24 ± 0,01	7,26 ± 0,01	7,25 ± 0,02
HCO3-	1 (OP-Beginn)	24,04 ± 0,45	24,35 ± 0,46	24,28 ± 0,32	24,05 ± 0,22	24,25 ± 0,54	24,35 ± 0,52
	3 (Ende I)	20,16 ± 0,41	20,64 ± 0,41	20,78 ± 0,01	21,13 ± 0,59	20,72 ± 0,72	20,34 ± 0,47
	5 (Ende R)	20,05 ± 0,22	16,60 ± 0,45	16,12 ± 0,3	15,88 ± 0,43	16,67 ± 0,8	16,97 ± 0,91

Parameter	Blutentnahme-Zeitpunkt	Normoxie-Kontrolle	I/R-Kontrolle	HepNa 0,1 mg	HepNa 0,25 mg	Enox 0,1 mg	Enox 0,5 mg
BE	1 (OP-Beginn)	0,16 ± 0,63	0,08 ± 0,36	0,53 ± 0,48	0,28 ± 0,39	0,57 ± 0,72	0,57 ± 0,74
	3 (Ende I)	-4,73 ± 0,14	-3,63 ± 0,53	-3,00 ± 0,25	-2,85 ± 0,64	-3,55 ± 1,02	-3,94 ± 0,72
	5 (Ende R)	-5,13 ± 0,32*	-9,97 ± 1,02	-10,08 ± 0,33	-10,75 ± 0,84	-9,58 ± 1,32	-9,17 ± 1,19
ctHb	1 (OP-Beginn)	12,84 ± 0,49	13,23 ± 0,34	13,67 ± 0,41	12,74 ± 0,13	12,92 ± 0,34	13,20 ± 0,16
	3 (Ende I)	13,48 ± 0,46	12,96 ± 0,17	13,37 ± 0,28	12,84 ± 0,12	12,43 ± 0,31	12,62 ± 0,21
	5 (Ende R)	12,38 ± 0,36*	15,24 ± 0,2	16,23 ± 0,32	16,05 ± 0,4	15,40 ± 0,57	15,44 ± 0,27
Hkt%	1 (OP-Beginn)	39,4 ± 1,5	40,6 ± 0,2	42,0 ± 1,2	39,1 ± 0,4	39,7 ± 1,0	40,6 ± 0,5
	3 (Ende I)	41,4 ± 1,4	39,9 ± 0,5	41,1 ± 0,8	39,6 ± 0,3	38,3 ± 0,9	38,8 ± 0,7
	5 (Ende R)	38,1 ± 1,1*	46,5 ± 0,1	50,0 ± 1,0	49,2 ± 1,2	46,6 ± 1,8	47,3 ± 0,8
Na+	1 (OP-Beginn)	139,6 ± 0,5	139,5 ± 1,2	139,7 ± 0,3	138,5 ± 0,6	138,0 ± 0,4	139,5 ± 0,8
	3 (Ende I)	139,0 ± 0,4	138,3 ± 1,3	139,8 ± 0,7	136,5 ± 0,5	137,8 ± 0,7	139,3 ± 1,3
	5 (Ende R)	138,0 ± 0,5	137,2 ± 1,0	137,3 ± 0,7	134,7 ± 0,7	135,8 ± 0,7	136,0 ± 0,3
K+	1 (OP-Beginn)	4,2 ± 0,04	4,2 ± 0,03	4,3 ± 0,1	4,3 ± 0,03	4,3 ± 0,02	4,3 ± 0,3
	3 (Ende I)	5,1 ± 0,2	5,0 ± 0,2	5,0 ± 0,1	5,4 ± 0,2	4,9 ± 0,2	5,0 ± 0,2
	5 (Ende R)	5,1 ± 0,2	5,2 ± 0,2	5,5 ± 0,1	5,6 ± 0,1	5,6 ± 0,2	5,1 ± 0,1
Cl-	1 (OP-Beginn)	109,0 ± 1,6	109,3 ± 2,1	108,7 ± 1,1	108,0 ± 0,7	107,6 ± 1,3	108,3 ± 2,1
	3 (Ende I)	111,6 ± 0,9	111,5 ± 1,5	112,0 ± 0,7	109,7 ± 0,5	112,2 ± 1,7	111,2 ± 1,6
	5 (Ende R)	112,4 ± 0,9	116,5 ± 1,1	117,8 ± 0,8	115,0 ± 1,0	116,2 ± 1,2	114,2 ± 0,9
Ca2+	1 (OP-Beginn)	1,45 ± 0,02	1,45 ± 0,04	1,44 ± 0,02	1,45 ± 0,01	1,41 ± 0,01	1,42 ± 0,02
	3 (Ende I)	1,51 ± 0,02	1,47 ± 0,02	1,55 ± 0,03	1,53 ± 0,01	1,54 ± 0,02	1,51 ± 0,03
	5 (Ende R)	1,50 ± 0,02	1,47 ± 0,02	1,47 ± 0,01	1,44 ± 0,02	1,45 ± 0,01	1,44 ± 0,02
mOsm	1 (OP-Beginn)	289,6 ± 0,2	287,2 ± 1,4	288,0 ± 0,5	287,6 ± 0,3	285,9 ± 0,7	287,6 ± 0,7
	3 (Ende I)	291,8 ± 0,9	290,4 ± 1,7	289,6 ± 0,5	287,5 ± 0,9	288,4 ± 0,7	290,5 ± 1,1
	5 (Ende R)	290,3 ± 0,7	290,7 ± 1,3	288,7 ± 0,5	290,4 ± 0,8	287,3 ± 1,3	290,1 ± 1,4

Tabelle 2: Parameter der arteriellen Blutgasanalyse, Elektrolyte und metabolische Parameter (O_2-Partialdruck (PO_2, mmHg), CO_2-Partialdruck (PCO_2, mmHg), Sauerstoffsättigung (sO_2, %), pH-Wert, Basenüberschuss (BE, mmol/l), Bikarbonatkonzentration (HCO_3^-, mmol/l), Hämoglobinkonzentration (Hb, g/dl), Hämatokrit (Hkt, %), Elektrolyte (Na^+, K^+, Ca^{2+}, Cl^-, mmol/l), Osmolarität (mOsm, mmol/kg)). Durch Abklemmung der *Arteria mesenterica superior* wurde in Ratten eine 90-minütige Mesenterialischämie erzeugt, welcher eine 120 min lange Reperfusionsphase folgte. Heparin-Natrium oder Enoxaparin wurden ab 30 min vor der Ischämie

bis zum Ende der Reperfusion gemäß den aus Abbildung 9 resultierenden Dosierungen infundiert. Tiere der I/R- und der Normoxie-Kontrollgruppe erhielten dasselbe Volumen 0,9%iger NaCl-Lösung (7 ml/kg x h) ohne die Zugabe eines Heparins. Die Untersuchungen wurden zum Zeitpunkt der 1. (OP-Beginn), 3. (Ende der Ischämiephase) und 5. (Ende der Reperfusionsphase) Blutentnahme durchgeführt (Abb. 8). Die gezeigten Werte sind Mittelwerte ± SEM von 6 unabhängigen Experimenten. *p < 0,05 (im Vergleich zur I/R-Kontrollgruppe).

3.2.5 Einfluss auf die Plasmaenzyme Laktatdehydrogenase, Alanin-Aminotransferase und Aspartat-Aminotransferase

Die Aktivitäten der Alanin-Aminotransferase (ALT), AST (AST) sowie der Laktatdehydrogenase (LDH) im Blutplasma (Kap. 2.3.5) der Tiere der normoxischen Kontrollgruppe zeigten keine signifikanten Veränderungen im gesamten Versuchsablauf (Abb. 13). In Tieren der ischämischen Kontrollgruppe waren die Werte während der gesamten Ischämie- und Reperfusionsphase signifikant höher als in Tieren der normoxischen Kontrollgruppe. Eine signifikante, jedoch nur temporäre Senkung des LDH-Plasmaspiegels konnte in der frühen Reperfusion (5 Minuten nach Öffnung der Arterienklemme) in der HepNa 0,25 mg - Gruppe auf 259,6 ± 17,4 U/l, in der Enox 0,1 mg - Gruppe auf 224,2 ± 9,3 U/l und in der Enox 0,5 mg - Gruppe auf 213,9 ± 14,4 U/l erreicht werden (Abb. 13). Die Plasma-ALT-Aktivität wurde zu keinem Zeitpunkt durch die Heparinapplikationen signifikant verändert. Plasma-AST-Spiegel konnten einzig in der Enox 0,1 mg - Gruppe am Ende der Ischämiephase (kurz vor Öffnung der Arterienklemme) von 87,4 ± 5,3 U/l in der ischämischen Kontrollgruppe auf 66,4 ± 3,8 U/l gesenkt werden.

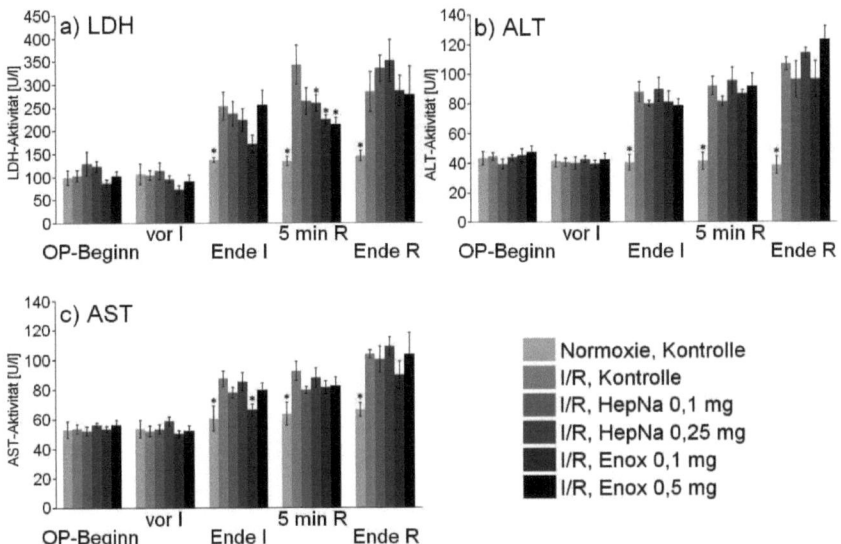

Abbildung 13: Effekt der subtherapeutischen (gerinnungsunwirksamen) und therapeutischen (antikoagulativen) Heparin-Natrium- (HepNa) und Enoxaparin- (Enox) Dosen auf die Plasmaaktivität der Laktatdehydrogenase (LDH, a), Alanin-Aminotransferase (ALT, b) und Aspartat-Aminotransferase (AST, c) während der mesenterialen Ischämie (I) und Reperfusion (R). Durch Abklemmung der *Arteria mesenterica superior* wurde in Ratten eine 90-minütige Mesenterialischämie erzeugt, welcher eine 120 min lange Reperfusionsphase folgte. Heparin-Natrium oder Enoxaparin wurden ab 30 min vor der Ischämie bis zum Ende der Reperfusion gemäß den aus Abbildung 9 resultierenden Dosierungen infundiert. Tiere der I/R- und der Normoxie-Kontrollgruppe erhielten dasselbe Volumen 0,9%iger NaCl-Lösung (7 ml/kg x h) ohne die Zugabe eines Heparins. Die gezeigten Werte sind Mittelwerte ± *SEM* von 6 unabhängigen Experimenten. *$p < 0.05$ (im Vergleich zur I/R-Kontrollgruppe).

3.3 Effekte der therapeutischen und subtherapeutischen Heparin-Natrium- und Enoxaparin-Dosis auf Schädigungsparameter des Darmgewebes

3.3.1 Einfluss auf die makroskopisch quantifizierte Schädigung

Die makroskopische Beurteilung des Dünndarms von Tieren der normoxischen Kontrollgruppe wies auf keine Schädigung des Darms hin - der makroskopische Score lag bei 0,02 ± 0,004 (Abb. 14). Tiere der ischämischen Kontrollgruppe zeigten hingegen eine deutliche Dünndarmschädigung, die sich in signifikant höheren Macroscore-Werten von 1,36 ± 0,3 wiederspiegelte. In der Enox 0,1 mg- und in der Enox 0,5 mg - Gruppe kam es jeweils zu einer signifikanten Reduktion der makroskopischen Schädigung (0,86 ± 0,11, 0,88 ± 0,13). Die Werte der HepNa 0,25 mg - Gruppe waren zwar erniedrigt, zeigten jedoch keine Signifikanz. In der HepNa 0,1 mg - Gruppe gab es mit einem Wert von 1,34 ± 0,11 auch keine tendenzielle Reduktion der Schädigung.

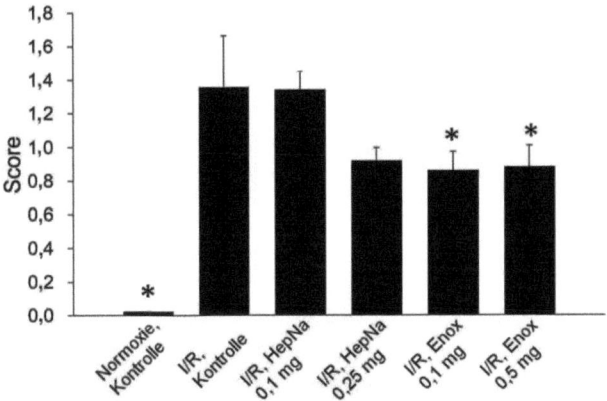

Abbildung 14: Effekt der subtherapeutischen (gerinnungsunwirksamen) und therapeutischen (antikoagulativen) Heparin-Natrium- (HepNa) und Enoxaparin- (Enox) Dosen auf die makroskopisch sichtbare Schädigung (makroskopischer Score) nach der mesenterialen Ischämie (I) und Reperfusion (R). Durch Abklemmung der *Arteria mesenterica superior* wurde in Ratten eine 90-minütige Mesenterialischämie erzeugt, welcher eine 120 min lange Reperfusionsphase folgte. Heparin-Natrium oder Enoxaparin wurden ab 30 min vor der Ischämie bis zum Ende der Reperfusion gemäß den aus Abbildung 9 resultierenden Dosierungen infundiert. Tiere der I/R- und der Normoxie-Kontrollgruppe erhielten dasselbe Volumen 0,9%iger NaCl-Lösung (7 ml/kg x h) ohne die Zugabe eines Heparins. Die makroskopische Schädigung wurde nach dem Ende der Reperfusion quantifiziert. Die gezeigten Werte sind Mittelwerte ± *SEM* von 6 unabhängigen Experimenten. *$p < 0.05$ (im Vergleich zur I/R-Kontrollgruppe).

3.3.2 Einfluss auf den Hämoglobingehalt

Der mittels der modifizierten Drabkin-Methode bestimmte Hämoglobingehalt des Dünndarmgewebes (Kap. 2.3.7.2.1) lag bei Tieren der ischämischen Kontrollgruppe mit 0,14 ± 0,03 µmol/kg signifikant über dem Wert der Tiere der normoxischen Kontrollgruppe (0,05 ± 0,002 µmol/kg)

(Abb. 15). Keine der Heparin-Natrium- oder der Enoxaparin-Dosen bewirkte eine Änderung des Hämoglobingehaltes im Dünndarmgewebe.

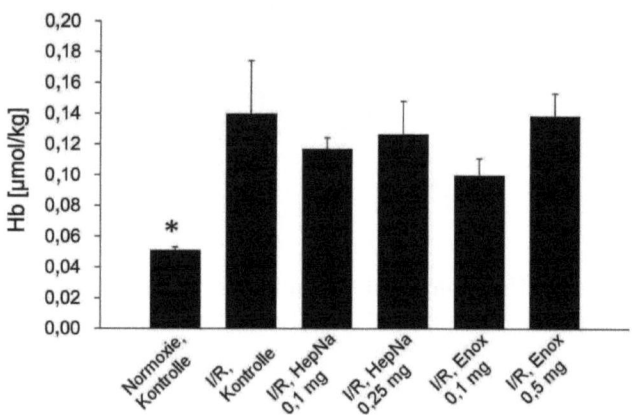

Abbildung 15: Effekt der subtherapeutischen (gerinnungsunwirksamen) und therapeutischen (antikoagulativen) Heparin-Natrium (HepNa)- und Enoxaparin (Enox)- Dosen auf den Hämoglobingehalt im Darm nach der Ischämie (I) und Reperfusion (R). Durch Abklemmung der *Arteria mesenterica superior* wurde in Ratten eine 90-minütige Mesenterialischämie erzeugt, welcher eine 120 min lange Reperfusionsphase folgte. Heparin-Natrium oder Enoxaparin wurden ab 30 min vor der Ischämie bis zum Ende der Reperfusion gemäß den aus Abbildung 9 resultierenden Dosierungen infundiert. Tiere der I/R- und der Normoxie-Kontrollgruppe erhielten dasselbe Volumen 0,9%iger NaCl-Lösung (7 ml/kg x h) ohne die Zugabe eines Heparins. Der Hämoglobingehalt des Dünndarmgewebes wurde nach dem Ende der Reperfusion quantifiziert. Die gezeigten Werte sind Mittelwerte ± SEM von 6 unabhängigen Experimenten. *$p < 0.05$ (im Vergleich zur I/R-Kontrollgruppe).

3.3.3 Einfluss auf die Myeloperoxidase-Aktivität

Die MPO-Aktivität im Dünndarmgewebe, als Maß für die Präsenz neutrophiler Granulozyten (Kap 2.3.7.2.2), betrug in der normoxischen

Kontrollgruppe 0,03 ± 0,003 U/kg (Abb. 16). In der ischämischen Kontrollgruppe war die Aktivität signifikant höher (0,07 ± 0,02 U/l). In der Enox 0,1 mg - Gruppe kam es zu einer signifikanten Reduktion der MPO-Aktivität auf 0,03 ± 0,006 U/kg, während beide Heparin-Natrium-Konzentrationen als auch Enoxaparin-Dosis keine Abnahme der MPO-Aktivität bewirkte.

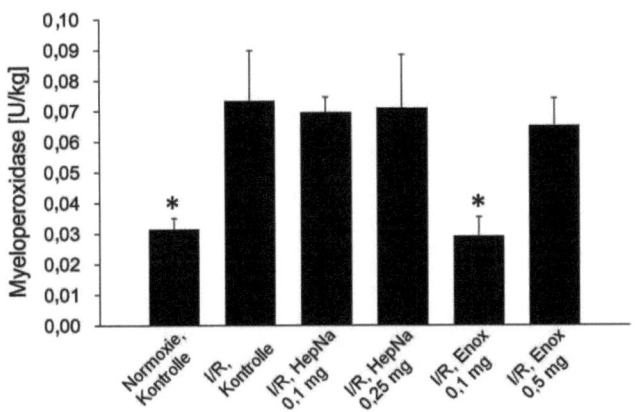

Abbildung 16: Effekt der subtherapeutischen (gerinnungsunwirksamen) und therapeutischen (antikoagulativen) Heparin-Natrium- (HepNa) und Enoxaparin- (Enox) Dosen auf die Aktivität der Myeloperoxidase (MPO) im Dünndarmgewebe nach der mesenterialen Ischämie (I) und Reperfusion (R). Durch Abklemmung der *Arteria mesenterica superior* wurde in Ratten eine 90-minütige Mesenterialischämie erzeugt, welcher eine 120 min lange Reperfusionsphase folgte. Heparin-Natrium oder Enoxaparin wurden ab 30 min vor der Ischämie bis zum Ende der Reperfusion gemäß den aus Abbildung 9 resultierenden Dosierungen infundiert. Tiere der I/R- und der Normoxie-Kontrollgruppe erhielten dasselbe Volumen 0,9%iger NaCl-Lösung (7 ml/kg x h) ohne die Zugabe eines Heparins. Die Myeloperoxidaseaktivität im Dünndarmgewebe, als Maß für die Präsenz neutrophiler Granulozyten, wurden nach dem Ende der Reperfusion quantifiziert. Die gezeigten Werte sind Mittelwerte ± *SEM* von 6 unabhängigen Experimenten. *$p < 0.05$ (im Vergleich zur I/R-Kontrollgruppe).

3.3.4 Einfluss auf Thiobarbitursäure-reaktive Substanzen

Die TBA-Konzentration im Dünndarmgewebe der normoxischen Kontrollgruppe betrug 0,08 ± 0,02 uM/kg. Infolge der mesenterialen I/R stieg die Konzentration auf 0,12 ± 0,01 uM/kg. Der Anstieg war nicht signifikant. Die in den Heparin-Natrium- und Enoxaparin - Gruppen gemessenen Konzentrationen (HepNa 0,1 mg - Gruppe 0,12 ± 0,02 uM/kg, HepNa 0,25 mg - Gruppe 0,11 ± 0,0 uM/kg, Enox 0,1 mg - Gruppe 0,1 ± 0,003 uM/kg, Enox 0,5 mg - Gruppe 0,11 ± 0,003 uM/kg) waren nicht signifikant niedriger.

3.3.5 Einfluss auf die Histopathologie der Dünndarmschädigung

Der Park/Chiu-Score betrug 0,0 ± 0,0 in der normoxischen Kontrollgruppe und entsprach damit keiner histopathologisch erfassbaren Schädigung des Dünndarms. Die mesenteriale I/R führte in der ischämischen Kontrollgruppe zu einer signifikanten Erhöhung des Scores auf 3,08 ± 0,55. Eine signifikante Reduktion des Park/Chiu-Scores bewirkte lediglich die Applikation der subtherapeutischen Enoxaparin-Dosis. In der Enox 0,1 mg - Gruppe betrug der Score mit 1,02 ± 0,26 weniger als die Hälfte der Werte der ischämischen Kontrollgruppe. In der Enox 0,5 mg - Gruppe zeigte sich eine nicht signifikante Tendenz der Protektion, wohingegen in der HepNa 0,1 mg - Gruppe ein dezenter, ebenfalls nicht signifikanter Anstieg der histopathologisch quantifizierten Dünndarmschädigung zu verzeichnen war.

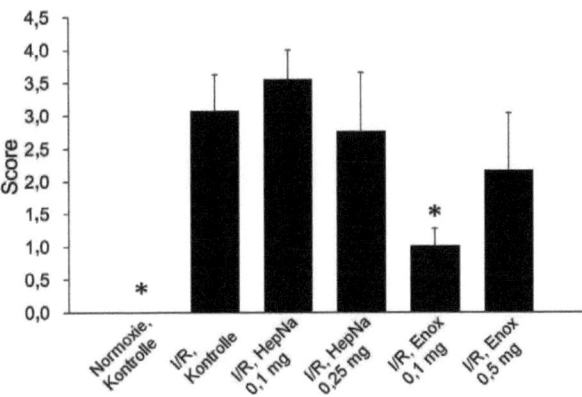

Abbildung 17: Effekt der subtherapeutischen (gerinnungsunwirksamen) und therapeutischen (antikoagulativen) Heparin-Natrium- (HepNa) und Enoxaparin- (Enox) Dosen auf den Park/Chiu Score nach der mesenterialen Ischämie (I) und Reperfusion (R). Durch Abklemmung der *Arteria mesenterica superior* wurde in Ratten eine 90-minütige Mesenterialischämie erzeugt, welcher eine 120 min lange Reperfusionsphase folgte. Heparin-Natrium und Enoxaparin wurden ab 30 min vor der Ischämie bis zum Ende der Reperfusion gemäß den aus Abbildung 9 resultierenden Dosierungen infundiert. Tiere der I/R- und der Normoxie-Kontrollgruppe erhielten dasselbe Volumen 0,9%iger NaCl-Lösung (7 ml/kg x h) ohne die Zugabe eines Heparins. Der Park/Chiu-Score als Maß der histopathologischen Veränderungen der Darmzotten wurden nach dem Ende der Reperfusion quantifiziert. Zur Beachtung: histopathologische Änderungen des Park/Chiu Grades 1 und 2 traten selten auf. Score-Durchschnittswerte um 1 oder 2 resultierten aus der Mittelung von Grad 0 und Grad ≥3 (Grad 0: normale *Tunica mucosa*, Grad 1: Bildung eines subepithelialen Raums bei normalem Epithel, kapilläre Stauung, Grad 2: Vergrößerung des Grünhagen-Raums mit moderater Abhebung des Epithels, Grad 3: massive Epithelabhebung an der Villusunterseite, Grad 4: kahle Villusspitzen, Grad 5: Verlust der Villi, Hämorrhagien, Grad 6: Verletzungen der Krypten sichtbar, Hämorrhagien, Grad 7: Nekrose der gesamten *Tunica mucosa et submucosa*, Hämorrhagien, Grad 8: transmurale Nekrose, Hämorrhagien; Kap. 2.3.7.3). Die gezeigten Werte sind Mittelwerte ± *SEM* von 6 unabhängigen Experimenten. *$p < 0.05$ (im Vergleich zur I/R-Kontrollgruppe).

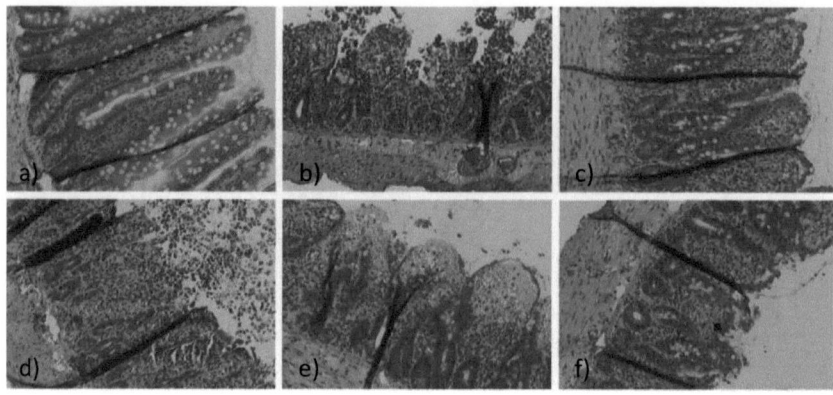

Abbildung 18: Effekt der subtherapeutischen (gerinnungsunwirksamen, b und c) und therapeutischen (antikoagulativen, e und f) Heparin-Natrium- (HepNa, b und e) und Enoxaparin- (Enox, c und f) Dosen auf die histologische Zottenstruktur nach der mesenterialen Ischämie (I) und Reperfusion (R). Durch Abklemmung der *Arteria mesenterica superior* wurde in Ratten eine 90-minütige Mesenterialischämie erzeugt, welcher eine 120 min lange Reperfusionsphase folgte. Heparin-Natrium und Enoxaparin wurden ab 30 min vor der Ischämie bis zum Ende der Reperfusion gemäß den aus Abbildung 9 resultierenden Dosierungen infundiert. Tiere der I/R-(d) und der Normoxie(a)-Kontrollgruppe erhielten dasselbe Volumen 0,9%iger NaCl-Lösung (7 ml/kg x h) ohne die Zugabe eines Heparins. Der Park/Chiu-Score als Maß der histopathologischen Veränderungen wurden nach dem Ende der Reperfusion quantifiziert (Originalvergrößerung 200x). Zur Beachtung: histopathologische Änderungen des Park/Chiu Grades 1 und 2 traten selten auf. Score-Durchschnittswerte um 1 oder 2 herum resultierten aus der Mittelung von Grad 0 und Grad ≥3 (Grad 0: normale *Tunica mucosa*, Grad 1: Bildung eines subepithelialen Raums bei normalem Epithel, kapilläre Stauung, Grad 2: Vergrößerung des Grünhagen-Raums mit moderater Abhebung des Epithels, Grad 3: massive Epithelabhebung an der Villusunterseite, Grad 4: kahle Villusspitzen, Grad 5: Verlust der Villi, Hämorrhagien, Grad 6: Verletzungen der Krypten sichtbar, Hämorrhagien, Grad 7: Nekrose der gesamten *Tunica mucosa et submucosa*, Hämorrhagien, Grad 8: transmurale Nekrose, Hämorrhagien; Kap. 2.3.7.3). Die gezeigten Werte sind Mittelwerte ± *SEM* von 6 unabhängigen Experimenten. *$p < 0.05$ (im Vergleich zur I/R-Kontrollgruppe).

4. Diskussion

Die vorliegende Arbeit belegt, dass sowohl therapeutische (antikoagulative) als auch, in geringerem Maße, subtherapeutische (gerinnungsunwirksame) Dosen von Heparin-Natrium, einem UFH, und Enoxaparin, einem *LMWH*, die hämodynamische Situation in Ratten während der Reperfusion nach einer vorausgegangenen 90-minütigen mesenterialen Ischämie signifikant verbessern, wenn die Applikation kurz vor Induktion der Ischämie begonnen wurde. Heparin-Natrium und Enoxaparin, welche zu den weltweit am häufigsten eingesetzten Antikoagulantien zählen, stabilisierten sowohl den Blutdruck als auch die Herzfrequenz während der postischämischen Reperfusionsphase (Kap. 3.2.1, 3.2.2 und 4.2). Vor allem die subtherapeutische Enoxaparindosis vermittelte zusätzlich eine signifikante Protektion des Dünndarmgewebes vor der mesenterialen I/R-Schädigung. Durch keine verwendete Dosis der Heparine kam es zu einer verstärkten Blutung im Gastrointestinaltrakt (Kap. 1.4, 3.2.4 und 3.3.2).

In der Literatur ist eine Schutzwirkung durch Heparine vor der Schädigung durch I/R bereits für zahlreiche Organe und Gewebe wie das Myokard (Black, S.C. et al., 1995, Kouretas, P.C. et al., 1998, Kouretas, P.C. et al., 1999, Libersan, D. et al., 1998, Park, J.L. et al., 1999, Thourani, V.H. et al., 2000), die Leber (Harada, N. et al., 2006, Harada, N. et al., 2007, Hisama, N. et al., 1996, Matsumoto, T. et al., 2000, Zhou, T. et al., 2002) und das Nervengewebe (Yanaka, K. et al., 1996, Zhang, Z.G. et al., 2011) beschrieben worden. Die meisten Studien zeigten eine Schutzwirkung entweder durch ein *LMWH* wie Dalteparin (Balogh, Z. et al., 2002, Harada, N., et al., 2006) oder Enoxaparin (Libersan, D. et al., 1998) oder durch ein modifiziertes, nicht auf die Blutgerinnung wirkendes UFH-Derivat wie N-Acetyl-Heparin (Kouretas, P.C.

et al., 1998, Kouretas, P.C. et al., 1999, Park, J.L. et al., 1999, Thourani, V.H. et al., 2000). Harada et al. beschrieben eine Reduktion der postischämischen Inflammationsreaktion und Schädigung der Leber, niedrigere hepatische TNFα-Spiegel sowie verminderte Transaminaseaktivitäten im Blutplasma von Ratten nach einer intravenösen Bolusapplikation von 300 IE/kg Dalteparin (entspricht etwa 1,9 mg/kg; Pfizer, Dalteparin-Natrium Fachinformation, 2010; Harada, N., et al., 2006). Eine analoge Appliaktion von Heparin-Natrium (300 IE/kg als intravenöser Bolus, entspricht etwa 2,1 mg/kg; Sigma-Aldrich, *Heparin-sodium product information*, 1996), zeigte keinen positiven Effekt. Beide Applikationen entsprachen einer antikoagulativen, therapeutischen Dosis. Ebenfalls in Studien zur I/R-Schädigung der Leber konnten eine signifikante Senkung der MPO-Aktivität in Ratten nach der intravenösen Bolusgabe von 50 IE/kg Heparin, eine signifikante Senkung der Transaminasenaktivität sowie der Endothelin-1-Spiegel im Serum in Kaninchen nach der intravenösen Gabe von 25 und 100 IE/kg Heparin sowie eine mikroskopisch quantifizierte Protektion der Leber und eine Inhibition der P-Selektin-Expression in Ratten nach intravenösen Gabe von 12 mg/kg des gerinnungsunwirksamen N-desulfatierten Heparins erzielt werden (Hisama, N. et al., 1996, Matsumoto, T. et al., 2000, Zhou, T. et al., 2002) (Anmerkung: in einigen, vor allem älteren Arbeiten wird „Heparin" nicht näher bezeichnet. In diesem Fall wird von einem UFH ausgegangen). In einer Arbeit zur Schädigung des Herzens durch I/R verminderte eine Bolusgabe (2.128 IE, entspricht 21,28 mg/kg) und anschließende kontinuierliche Infusion (380 IE/h, entspricht 3,8 mg/h; Sanofi-Aventis, Enoxaparin Fachinformation, 2005) von Enoxaparin die Anzahl immigrierter neutrophiler Granulozyten im myokardialen Gewebe (Libersan, D. et al., 1998). Ebenfalls am Herzen, jedoch durch das gerinnungsunwirksame N-Acetyl-Heparin, erzielten Kouretas et al. (6 mg/kg intravenös in Hunden), Park et al. (2 mg/kg intravenös in Ratten) und Thourani et al. (3 mg/kg intravenös als Bolus in Hunden) eine Protektion des Myokards, welche sich in einer Reduktion der Infarktgröße, einem verbesserten Koronararterienfluss und/oder einer verringerten Neutrophilenpräsenz im Gewebe manifestierten (Kouretas, P.C. et al., 1998, Kouretas, P.C. et al., 1999, Park, J.L. et al., 1999, Thourani, V.H. et al., 2000). Black et al. und Kouretas et al. stellten zusätzlich zur protektiven Wirkung durch N-Acetyl-Heparin eine gleichwertige Protektion des Myokards durch Heparin-Natrium fest (Black, S.C. et al., 1995, Kouretas, P.C. et al., 1998, Kouretas, P.C. et al., 1999).

4.1 Protektion des Dünndarms durch Enoxaparin

Die stärkste Protektion des Dünndarms vor einer Schädigung durch I/R erfolgte durch die gerinnungsunwirksame Enoxaparin-Dosis (0,1 mg/kg x h, initialer Bolus von 0,05 mg/kg; Abb. 9c, 14, 16, 17 und 18 sowie Kap. 3.3.1, 3.3.3 und 3.3.5). In der höheren Dosierung bewirkte Enoxaparin zwar noch eine signifikante Senkung der Einblutung in die Darmwand (Abb. 14), nicht jedoch der MPO-Aktivität im Darmgewebe (Abb. 16) und der histopathologische quantifizierten Dünndarmschädigung (Abb. 17 und 18). Die Applikationen der gerinnungsunwirksamen und der gerinnungswirksamen Heparin-Natrium-Dosis führten zu keiner Dünndarmprotektion, löste jedoch auch keine signifikanten, Hb-relevanten Blutungskomplikationen des Gastrointestinaltraktes aus (Kap. 2.3.4 und Abb. 15).

Im Vergleich zu den zahlreichen Publikationen hinsichtlich der Schutzeffekte am Herzen, an der Leber oder auch am Gehirn liegen vergleichsweise wenige

Studien zum protektiven Effekt von Heparinen auf den Darm im Falle einer mesenterialen Ischämie vor, welche zudem zu sehr divergierenden Ergebnissen kommen. Balogh et al. beschrieben für ein Modell des hämorrhagischen Schocks mit konsekutiver Mesenterialischämie in Hunden eine signifikante Reduktion der Adhäsion und Extravasation von Leukozyten in den mesenterialen, postkapillären Venolen durch das *LMWH* Dalteparin, appliziert in subkutaner (5000 IE, entspricht etwa 31 mg) und intravenöser (100 IE/kg, entspricht etwa 0,6 mg; Pfizer, Dalteparin-Natrium Fachinformation, 2010) Form (Balogh, Z. et al., 2002). In der gleichen Arbeit führte Heparin-Natrium in einer Dosierung von 5 000 IE/kg subkutan (entspricht etwa 33 mg; Sigma-Aldrich, *Heparin-sodium product information*, 1996) zu einem Anstieg der Leukozytenaktivität im Vergleich zu unbehandelten Tieren. In andern Untersuchungen an Ratten hatte die subkutane Gabe von 0,2 mg/kg Fondaparinux (ein *LMWH*) keine positive Wirkung auf die erhöhte MPO-Aktivität und die endotheliale Barrierenfunktion des Dünndarms nach einer mesenterialen I/R-Schädigung (Olanders, K. et al., 2005). Lanzafame et al. stellten infolge der Appliktion von 70 IE/kg Heparin-Natrium (entspricht etwa 0,5 mg/kg, Sigma-Aldrich, *Heparin-sodium product information*, 1996) sogar eine Aggravation der Dünndarmschädigung durch I/R in Kaninchen fest (Lanzafame, R.J. et al., 1983). Sowohl die Degeneration der *Tunica mucosa* als auch Einblutungen in die *Tunica muscularis* mit darauf folgenden Nekrotisierungen waren in Anwesenheit von Heparin-Natrium signifikant stärker ausgeprägt, was für eine zusätzliche, durch Blutungskomplikationen verursachte Schädigungen des Dünndarms durch Heparin-Natrium spricht. In einer *ex vivo* Studie bewirkte allerdings der Zusatz von 500 IE/ml Heparin zu einer Protektionslösung eine Protektion von Jejunalschlingen der Ratte vor der

Schädigung durch kalte Ischämie (Taha, M.O. et al., 2006). Die Diskrepanz zwischen den ausgeprägten Schutzeffekten auf den Darm durch die subtherapeutische Enoxaparin-Dosierung einerseits (Kap. 3.3.1, 3.3.3 und 3.3.5) und vornehmlich durch die gerinnungswirksamen Dosen beider Heparine verbesserte Hämodynamik (Kap. 3.2.1 und 3.2.2) andererseits scheint in der vorliegenden Arbeit auf einer antikoagulatorischen Wirkung zu beruhen. Hierfür sprechen die im Vergleich zum klassischen Heparin-Natrium häufiger beschriebene Protektion durch das gerinnungsunwirksame N-Acetyl-Heparin (Black, S.C. et al., 1995, Kouretas, P.C. et al., 1998, Kouretas, P.C. et al., 1999, Park, J.L. et al., 1999, Thourani, V.H. et al., 2000) sowie Untersuchungen, in denen eine Schutzwirkung durch ein *LMWH* erreicht wurde (Balogh, Z. et al., 2002, Libersan, D. et al., 1998). Eine mögliche Erklärung für die Gewebeprotektion durch die Applikation gerinnungsunwirksamer Dosen oder eines nicht antikoagulativ wirkenden Heparins könnte eine Überlagerung der potentiellen Schutzeffekte durch bei höheren Dosierungen auftretende Blutungskomplikationen sein. Durch die kurze Halbwertszeit und den schnellen Wirkungseintritt (Kap. 1.2.3.1) ist die Gefahr einer Hämorrhagie nach der Applikation von Heparin-Natrium höher als nach der Applikation eines *LMWH* wie Enoxaparin oder Dalterparin. Somit würden protektive (bereits in geringeren Dosierungen wirksame) Mechanismen von UFH und *LMWH* durch die antikoagulatorischen Effekte höherer Dosierungen, die möglicherweise durch (Mikro-) Einblutungen selbst zu einer Schädigung führen, aufgehoben. Dementsprechend wird vor einer Antikoaglulation mit Enoxaparin und vor allem mit Heparin-Natrium in den Produktbeschreibungen strengstens abgeraten, sofern relevante Blutungen im Gastrointestinaltrakt (als auch eine hämorrhagischer Diathese, Thrombozytopenie, Gefäßläsionen, schweren Erkrankungen der Leber mit

Folgen für die Metabolisierung der Heparine) vorliegen. Dies unterstreicht die bekannte Gefahr einer schweren, potentiell nicht beherrschbaren intestinalen Blutungskomplikation durch therapeutische Heparindosen. Diese wurden in der vorliegenden Arbeit dennoch appliziert, um die gerinnungsbedingten und die gerinnungsunabhängigen Effekte von Heparin-Natrium und Enoxaparin zu differenzieren.

4.1.1 Potentielle Schutzmechanismen durch Heparine

Für die im Rahmen einer I/R-Schädigung beobachteten Schutzeffekte durch UFH und *LMWH* werden in der Literatur zahlreiche Mechanismen beschrieben. Einige von diesen lassen sich ebenfalls aus den Ergebnissen der vorliegenden Arbeit ableiten, wohingegen andere nur als ursächlich vermutet werden können.

4.1.1.1 Selektin-Blockade und konsekutive Hemmung der Migration neutrophiler Granulozyten

Der wohl bekannteste und am besten untersuchte Protektionsmechanismus durch Heparine beruht auf ihrer Fähigkeit, an spezifische Adhäsionsproteine, die Selektine, zu binden und diese zu blockieren (Kap. 1.1.8) (Capila, I., Linhardt, R.J., 2002, Tyrell, D.J. et al., 1999). Diese transmembranalen Glykoproteine befinden sich sowohl auf dem Gefäßendothel (E-Selektine) als auch auf den Leukozyten (L-Selektine). Die im Rahmen einer Inflammationsreaktion stattfindende Adhäsion, Aktivierung und Migration der Leukozyten kann aufgrund der Blockade der Selektine durch Heparine gehemmt werden. In der vorliegenden Arbeit wurde die Präsenz neutrophiler Granulozyten im Dünndarmgewebe anhand ihrer MPO-Aktivität quantifiziert (Kap. 2.3.7.2.2). Durch die Applikation der subtherapeutischen Enoxaparin-Dosis konnte die MPO-Aktivität im Darmgewebe signifikant gesenkt werden (Abb. 16). Dieser Effekt war aufgrund der nicht eingetretenen MPO-Aktivitätsminderung durch Heparin-Natrium unerwartet, da die Blockade der Selektine und damit die Hemmung der Aktivierung und Migration der Leukozyten, in der Literatur vor allem für UFH, seltener jedoch für *LMWH* beschrieben ist (Tyrell, D.J. et al., 1999). Die unterschiedlich effektive Selektinblockade scheint auf der unterschiedlichen Molekülgröße der UFH und *LMWH* und der daraus resultierenden höheren Affinität der UFH für Selektine zu beruhen (Koenig, A. et al., 1998). Es war zunächst zu vermuten, dass der in der vorliegenden Arbeit, mutmaßlich durch die Selektinblockade vermittelte Effekt, bereits durch die Applikation einer niedrigen, subtherapeutischen Heparin-Natrium- oder Enoxaparin-Dosis erreicht wird, aber durch bei höheren Dosen auftretende Blutungskomplikationen neutralisiert wird (Kap. 1.4). Allerdings hätte dann, neben der subtherapeutischen Enoxaparin-Dosis, auch die subtherapeutische Heparin-Natrium-Dosis eine Reduktion der MPO-Aktivität herbeiführen und gewebeprotektiv wirken müssen.

4.1.1.2 Hemmung der Aktivität des Komplementsystems

Eine weitere Wirkung von Heparinen besteht in der Interaktion mit dem Komplementsystems. Heparine können, abhängig von ihren Substituenten die Bildung der C3-Konvertase, einer Serinprotease, die das Endprodukt der Aktivierungswege des Komplementsystems darstellt, reduzieren (Ekre, H.P. et al., 1986, Melissari, E. et al., 1989). Zudem können sie die proinflammatorische Aktivität von Anaphylatoxinen, z.B. des C5a-Anaphylatoxins senken (Capila, I., Linhardt, R.J., 2002, Tyrell, D.J. et al., 1999). Weiterhin ist UFH als auch *LMWH* in der Lage, den Komplementfaktor C1 (auch C1-Esterase), zum einen durch direkte Bindung an den Faktor C1, zum anderen durch die verstärkende Wirkung des physiologisch vorkommenden C1-Inhibitors (C1INH) zu hemmen (Capila, I., Linhardt, R.J., 2002, Tyrell, D.J. et al., 1999). Die Befunde hinsichtlich der Stärke dieser Wirkung von UFH und *LMWH* auf das Komplementsystem sind jedoch kontrovers. Tyrell et al. beschreiben Arbeiten, in welchen nur noch eine schwache antikomplementäre Wirkung bei Heparinmolekülen mit einer Molekülgröße von nur 3,5 kDa beobachtet wurde (Tyrell, D.J. et al., 1999). Demgegenüber wurde in *in vitro*-Versuchen gezeigt, dass die Wirkungen von C1INH durch *LMWH* mehr verstärkt wird als durch UFH (Capila, I., Linhardt, R.J., 2002). In der klinischen Praxis konnte eine Inhibition der Komplementaktivierung durch Heparin während des Einsatzes einer Herz-Lungen-Maschine beim Menschen gezeigt werden (Lappegård, K.T et al., 2004). Hier führten der Blutfluss durch das Schlauchsystem der Maschine und der damit einhergehende Kontakt von zirkulierenden Blutbestandteilen mit Polyvinylchlorid zu einer Aktivierung der Komplementkaskade. Sowohl die C3-Spiegel als auch die Konzentration des SC5b-9-Komplexes waren hiernach erhöht und konnten in einer zweiten Versuchsgruppe durch Beschichtung des Schlauchsystems mit Heparin signifikant gesenkt werden.

In der vorliegenden Arbeit wurden keine, für das Komplementsystem spezifischen Untersuchungen durchgeführt. Für die aktivierten Faktoren C3a und C5a, welche Zwischenprodukte der Komplementkaskade sind, ist eine chemotaktische Wirkung auf Monozyten sowie neutrophile Granulozyten bekannt (DiScipio, R.G., Schraufstatter, I.U., 2007, Ehrengruber, M.U. et al.,

1994). Die Reduktion der MPO-Aktivität im Darmgewebe (Abb. 16) könnte indirekt auf einer Reduktion der Komplementaktivität oder auf der Reduktion anderer chemotaktisch wirkender Stoffe beruhen (Aplin, A.E. et al., 1998). Die erniedrigte MPO-Aktivität könnte somit als die Folge einer anderen Signalkaskade oder eins anderen Protektionsmechanismus und weniger als die Ursache der Gewebeprotektion angesehen werden.

4.1.1.3 Induktion der Bildung von Stickstoffmonoxid

Stickstoffmonoxid (NO) ist ein gasförmiges Radikal, welches durch Isoformen der NO-Synthasen (NOS) unter anderem in Endothelzellen (eNOS) aus L-Arginin synthetisiert und sezerniert wird (Knowles, R.G., Moncada, S., 1994). Während die eNOS konsekutiv exprimiert wird, kann die induzierbare-NO-Synthase (iNOS) induziert werden und hohe zytosolische Mengen NO bilden. Eine Hauptwirkung von NO ist die cGMP-vermittelte Relaxation der Vaskulatur mit konsekutiver Vasodilatation und Verbesserung der mikrovaskulären Gewebeperfusion. Die Applikation von 0,1, 0,25 und 0,5 IE/ml Heparin führte in einer Studie zur I/R-Schädigung an Rattenhinterläufen zu einer protektiven Induktion einer NOS-vermittelten Vasodilatation (Sternbergh, W.C. 3rd et al., 1993). Kouretas et al. wiesen in Untersuchung zur I/R-Schädigung des Herzens eine Abhängigkeit der durch Heparine erzielten Schutzeffekte von der endothelialen NO-Freisetzung nach (Kouretas, P.C., 1998). Während es nach einer I/R-Schädigung in Hunden nach der Applikation von 6 mg/kg bovinen und N-Acetyl-Heparin(s) zu einer Verbesserung der systolischen Kontraktionskraft des Herzens kam, war diese Wirkung durch den Zusatz von N^{ω}-Nitro-L-Arginin, einem Hemmstoff der NO-Synthase, aufgehoben. Dies lässt einen Einfluss von Heparin auf den NO-

Stoffwechsels und eine resultierende Minderung der durch die I/R-Schädigung hervorgerufenen Vasokonstriktion vermuten. Entsprechend stellten auch Fu et al. nach der intravenösen Gabe von 250 mg/kg L-Arginin, welches als Substrat der NOS fungiert, verminderte Malondialdehyd-Serumspiegel (Kap. 1.1.8 und 2.3.7.2.3) nach einer I/R-Schädigung des Darms bei der Ratte fest (Fu, T.L. et al., 2005).

In der vorliegenden Arbeit wurden keine spezifischen Untersuchungen zur Quantifizierung von Stickstoffmonoxid durchgeführt, da dies aufgrund im Verlauf der Versuche zusätzlich nötiger gewordener Blutentnahmen bei der Ratte nicht möglich gewesen wäre. Die Quantifizierung Thiobarbitursäure-reaktiver Substanzen zeigte keine Signifikanz und belegte somit keine Reduktion der Malondialdehyd-Konzentration als Maß für eine Lipidperoxidation. Für NO ist beschrieben, dass es neben einer Vasodilatation und Hemmung der Plättchenaggregation ebenfalls die Aktivierung von neutrophilen Granulozyten sowie ihre Adhäsion an das Endothel reduzieren kann (Kouretas, P.C., 1999). Somit könnte dieser Mechanismus ebenfalls für die erniedrigten MPO-Spiegel in der Enox 0,1 mg - Gruppe und die Protektion des Darmgewebes verantwortlich sein, wohingegen die protektive Wirkung bei der Applikation von höheren Enoxaparin- und Heparin-Natrium-Dosen durch (Mikro-)Hämorrhagie-bedingte Läsionen überlagert wird.

4.2 Verbesserte Hämodynamik durch Heparin-Natrium und Enoxaparin

Der in der Literatur beschriebene Einfluss von Heparinen auf hämodynamische Parameter wie den Blutdruck und die Herzfrequenz variiert erheblich. Zu keinem signifikanten Effekt auf den Blutdruck kam es in einem myokardialen I/R-Modell in Hunden nach der Applikation von 2 mg/kg UFH und N-Acetly-Heparin (Black, S.C. et al., 1995), sowie nach der Appliaktion von Heparin-Natrium (2.800 IE als Bolus, gefolgt von einer kontinuierlichen Infusion von 500 IE/h) und Enoxaparin (2.128 IE als Bolus, gefolgt von einer kontinuierlichen Infusion von 380 IE/h) (Libersan, D. et al., 1998). Ebenfalls in einem Infarktmodell des Herzens, jedoch in Ratten, ließ sich kein Effekt auf den Blutdruck nach der intravenösen Applikation von 2 mg/kg N-Acetyl-Heparin erkennen (Park, J.L. et al., 1999), während die Applikation von 200 IE/Tag bei hypertensiven Ratten sogar einen Blutdruckabfall bewirkte (Susic, D. et al., 1992). In Untersuchungen zur I/R-Schädigung der Leber wird keine Blutdruckalteration nach der Applikation von Heparinen (300 IE Dalteparin und Danaparoid in Ratten, 25 und 50 IE/kg Heparin in Kaninchen sowie 12 mg/kg in Ratten) erwähnt (Harada, N. et al., 2006, Harada, N. et al., 2007, Matsumoto, T. et al., 2000, Zhou, T. et al., 2002). Einen Anstieg des Blutdrucks durch Heparin-Natrium im Vergleich zur ischämischen Kontrollgruppe im Rahmen einer I/R-Schädigung nach einer Kardioplegie an isolierten Rattenherzen verzeichneten Pevni et al. (Pevni, D. et al., 2005). Heparin-Natrium wurde retrograd über die Aorta in einer Dosierung von 150 IE (entspricht etwa 1 mg; Sigma-Aldrich, *Heparin-sodium product information*, 1996) innerhalb von 2 Minuten zusammen mit einer Krebs-Henseleit-Kardioplegielösung in die Herzen infundiert. Im Vergleich zur Kontrollgruppe ohne Heparin-Natrium-Applikation resultierten eine Zunahme der linksventrikulären Pumpfunktion sowie eine Reduktion der TNFα-Spiegel im myokardialen Gewebe. Einen noch deutlicheren Anstieg des MAD auf etwa den vierfachen Wert der ischämischen Kontrollgruppe wurde durch die Applikation von 100 IE/kg UFH in Schweinen im Rahmen eines anaphylaktischen Schocks erzielt (Heflin, C.R. et al., 2006). In einer anderen

Studie zur Lungenischämie an Ratten wurde ein signifikanter Anstieg des MAD nach der intraarteriellen Applikation von 1,1 mg/kg N-Acetyl-Heparin beobachtet (Nakamura, T. et al., 2001). In dieser Versuchsreihe verminderte Heparin-Natrium in einer intraarterielle Dosierung von 200 IE/kg (entspricht etwa 1,4 mg/kg; *Sigma-Aldrich, Heparin-sodium product information*, 1996) den Abfall des MAD nur um 8%, während die gleiche Dosis des gerinnungsunwirksamen N-Acetyl-Heparins den Blutdruck um 41% verbesserte. Dieses Ergebnis (einer die Wirkung eines UFH direkt mit der von N-Acetyl-Heprain vergleichenden Studie) deutet auf einen, von der Antikoagulation unabhängigen oder gar unterschiedlichen Mechanismus der beiden Heparine hin, welcher dem postischämischen Blutdruckabfall entgegenwirkt.

Einem hämodynamischen Schock während der intestinalen Reperfusion nach einer mesenterialen Ischämie liegen zahlreiche pathophysiologische Ursachen zugrunde (Kap. 1.1.8). Berichtet wurden die Ausschwemmung toxischer, vasoaktiver Stoffwechselprodukte aus dem Darmlumen und der Darmwand ins Blut und in die Lymphbahnen sowie die die Freisetzung anphylaktisch wirkender Substanzen wie Histamin (Lappegård, K.T. et al., 2004, Kalia, N. et al., 2005). Weiterhin können Zytokine, Endotoxine und Plättchen-aktivierende Faktoren im Rahmen einer Inflammationsreaktion freigesetzt und/oder das Komplementsystem aktiviert werde (Cerqueira, N.F et al., 2005, Cerqueira, N.F. et al., 2009, Chuang, Y.J. et al., 2001, Mallick, I.H. et al., 2004). Reaktive vagale Reaktionen führen zu einer Vasodilatation und somit zusätzlich zu einem Abfall des Blutdrucks. Ein Kapillarlecksyndrom (Kap. 1.1.8) bewirkt im späteren pathophysiologischen Verlauf einen Flüssigkeitsverlust in das Darmlumen und eine Ödembildung in der Darmwand (Khanna, A. et al., 2001, Becker, H. et al., 2006).

In den Ergebnissen der vorliegenden Arbeit war der positive Effekt auf den Blutdruck und die Herzfrequenz durch die antikoagulativen Dosen von Heparin-Natrium und Enoxaparin ausgeprägter als durch ihre gerinnungsunwirksamen Dosierungen (Kap. 3.2.1 und 3.2.2). Die durch die Heparine verbesserte hämodynamische Situation scheint auf einer Kompensation des häufig infolge der mesenterialen Ischämie auftretenden Blutdruckabfalls während der Reperfusionsphase zu beruhen, da in der präischämischen Phase keine Effekte der Heparine auf den Blutdruck und die Herzfrequenz zu beobachten waren. Weiterhin scheint der blutdruckstabilisierende Effekt nicht nur von der antikoagulativen Wirkung abzuhängen. Wäre die Verbesserung des MAD nur auf eine reduzierte Blutviskosität und die dadurch verbesserten Fließeigenschaften des Blutes zurückzuführen, sollten die gerinnungsunwirksamen Dosen (Abb. 9a und 9c) keinen Effekt auf den Blutdruck haben - ihre Applikation hat jedoch zu einer, wenn auch schwächeren, Stabilisierung des MAD geführt. Die positive hämodynamische Wirkung der Heparine könnte aus einer reduzierten Freisetzung oder einer Inaktivierung vasoaktiver Substanzen durch ihre Bindung an die Heparine resultieren (Capila, I., Linhardt, R.J., 2002, Tyrell, D.J. et al., 1999). Diese wurde z.B. für das Histamin, welches auch im Schockgeschehen während einer mesenterialen I/R eine Rolle spielt (Kusche, J. et al., 1977, Kalia, N. et al., 2005), bei einer Applikation von 100 IE/kg in Versuchen in Schweinen beschrieben (Helfin, C.R. et al., 2006). Ebenfalls hierfür spricht die starke positive Wirkung auf den Blutdruck in einem Modell des anaphylaktischen Schocks (Heflin, C.R. et al., 2006), an dessen Pathophysiologie das Histamin maßgeblich beteiligt ist.

4.3 Ausblick

Weitere Untersuchungen sind notwendig um die Mechanismen, welche für die beobachteten positiven Effekte auf die hämodynamischen Parameter und die Dünndarmprotektion durch Heparin-Natrium und Enoxaparin nach der mesenterialen I/R verantwortlich sind, zu erklären. Patienten mit hohem Risiko einer Mesenterialischämie könnten den Ergebnissen der vorliegenden Arbeit nach von der Applikation subtherapeutischer Enoxaparin-Dosen oder nicht-antikoagulativen Heparinen (z.B. N-Acetyl-Heparin, O-desulfatiertes Heparin) profitieren. Therapeutische Heparin-Natrium-Dosen sollten hingegen, trotz ihrer positiven Effekte auf den Blutdruck, nicht oder nur mit höchster Vorsicht appliziert werden, da sie das Risiko von (Mikro-)Hämorrhagien bergen und dadurch eine I/R-bedingte Läsion des Darms verstärken können.

5. Zusammenfassung

Die Gewebeprotektion durch Heparine bei einer Ischämie-/Reperfusionsschädigung kann sowohl aufgrund ihrer antikoagulativen als auch durch gerinnungs*un*abhängige Eigenschaften vermittelt werden. In der vorliegenden Arbeit wurde das protektive Potential einer antikoagulativen (therapeutischen) sowie einer gerinnungsunwirksamen (subtherapeutischen) Heparin-Natrium- und Enoxaparin-Dosis in einem Modell der mesenterialen Ischämie der Ratte untersucht.

Die 90-minütige mesenteriale Ischämie wurde durch Abklemmung der *Arteria mesenterica superior* erzeugt, auf die eine 120-minütige Reperfusionsphase folgte. Die intravenöse Infusion therapeutischer und subtherapeutischer Dosen von Heparin-Natrium (0,25 mg initialer Bolus + 0,25 mg/kg x h; 0,05 mg/kg initialer Bolus + 0,1 mg/kg x h) oder Enoxaparin (0,5 mg/kg initialer Bolus + 0,5 mg/kg; 0,05 mg/kg initialer Bolus + 0,1 mg/kg x h) wurde 30 Minuten vor der Induktion der mesenterialen Ischämie begonnen und über die gesamte Ischämie- und Reperfusionsphase fortgeführt. Vitalparameter, Plasmaenzyme und systemische Parameter sowie Parameter der intestinalen Mikrozirkulation wurden während des gesamten Versuchszeitraums gemessen, während Parameter der Dünndarmschädigung am Ende der Versuche erhoben wurden.

Während der mesenterialen Reperfusionsphase kam es sowohl durch Heparin-Natrium als auch durch Enoxaparin zu einer signifikanten, dosisabhängigen Stabilisierung des Blutdrucks und der Herzfrequenz. Im Gegensatz zu beiden Heparin-Natrium-Dosen verminderte die subtherapeutische Enoxaparin-Dosis intestinale Hämorrhagien, die Myeloperoxidase-Aktivität (als Korrelat der Präsenz neutrophiler

Granulozyten) des Dünndarmgewebes sowie histopathologisch quantifizierte Schädigungen der Darmwand signifikant.

Eine Verbesserung der Hämodynamik konnte durch therapeutische, in geringerem Ausmaß durch subtherapeutische Dosen beider Heparine erreicht werden, während eine Gewebeprotektion des Dünndarms nur nach Applikation der subtherapeutischen Enoxaparin-Dosis beobachtet wurde. Eine Protektion des Darms vor einer I/R-Schädigung erscheint somit, vorzugsweise durch subtherapeutische Enoxaparin-Dosen, möglich.

6. Literaturverzeichnis

1. Aplin, A.E., Howe, A., Alahari, S.K., Juliano, R.L. (1998): Pharmacol. Rev. 50, 197-263.
2. Arnhold, J., Furtmüller, P.G., Regelsberger, G., Obinger, C. (2001): Redox properties of the couple compound I/native enzyme of myeloperoxidase and eosinophil peroxidase. Eur. J. Biochem. 268, 5142-5148.
3. Balogh, Z., Wolfárd, A., Szalay, L., Orosz, E., Simonka, J.A., Boros, M. (2002): Dalteparin sodium treatment during resuscitation inhibits hemorrhagic shock-induced leukocyte rolling and adhesion in the mesenteric microcirculation. J. Traum. 52, 1062-1069.
4. Becker, H., Encke, A., Röhrer, H.-D. (2006): Viszeralchirurgie. 2. Auflage, München: Elsevier-Verlag.
5. Biasi, F., Tessitore, L., Zanetti, D., Cutrin, J.C., Zingaro, B., Chiarpotto, E., Zarkovic, N., Serviddio, G., Poli, G. (2002): Associated changes of lipid peroxidation and transforming growth factor beta1 levels in human colon cancer during tumour progression. Gut. 50, 361-367.
6. Black, S.C., Gralinski, M.R., Friedrichs, G.S., Kilgore, K.S., Driscoll, E.M., Lucchesi, B.R. (1995): Cardioprotective effects of heparin or N-acetylheparin in an in vivo model of myocardial ischaemic and reperfusion injury. Cardiovasc. Res. 29, 629-636.
7. Böcker, W., Denk, H., Heitz, P. U. (2004): Pathologie. 3. Auflage, München: Elsevier-Verlag.
8. Bolcal, C., Iyem, H., Sargin, M., Mataraci, I., Sahin, M.A., Temizkan, V., Yildirim, V., Demirkilic, U., Tatar, H. (2005): Gastrointestinal complications after cardiopulmonary bypass: sixteen years of experience. Can. J. Gastroenterol. 19, 613-617.

9. Burgis, E. (2005): Intensivkurs - Allgemeine und spezielle Pharmakologie. 3. Auflage, München: Elsevier-Verlag.
10. Capila, I., Linhardt, R.J. (2002): Heparin-protein interactions. Angew. Chem. Int. Ed. Engl. 41, 391-412.
11. Cerqueira, N.F., Hussni, C.A., Yoshida, W.B. (2005): Pathophysiology of mesenteric ischemia/reperfusion: a review. Acta. Cir. Bras. 20, 336-343. Epub 2005 Jul 18.
12. Cerqueira, N.F., Hussni, C.A., Yoshida, W.B., Padovani, C.R. (2009): Systemic evaluation on ischemia and reperfusion injury of splanchnic organs in rats. Acta. Cir. Bras. 24, 290-295.
13. Chiu, C.J., McArdle, A.H., Brown, R., Scott, H.J., Gurd, F.N. (1970): Intestinal mucosal lesion in low-flow states. I. A morphological, hemodynamic, and metabolic reappraisal. Arch. Surg. 101, 478-483.
14. Chuang, Y.J., Swanson, R., Raja, S.M., Olson, S.T. (2001): Heparin enhances the specificity of antithrombin for thrombin and factor Xa independent of the reactive center loop sequence. Evidence for an exosite determinant of factor Xa specificity in heparin-activated antithrombin. J. Biol. Chem. 18, 14961-14971. Epub 2001 Feb 7.
15. Deutsches Institut für Medizinische Dokumentation und Information (2004): Internationale statistische Klassifikation der Krankheiten und verwandter Gesundheitsprobleme (ICD-10-German modification) Band 1: Systemisches Verzeichnis. 10. Revision, Stuttgart: Deutsche Krankenhaus Verlagsgesellschaft mbH Düsseldorf
16. DiScipio, R.G., Schraufstatter, I.U. (2007): The role of the complement anaphylatoxins in the recruitment of eosinophils. Int. Immunopharmacol. 7, 1909-1923. Epub 2007 Aug 6.

17. Eckstein, H.H. (2003): Die akute mesenteriale Ischämie. Resektion oder Rekonstruktion? Chirurg. 74, 419-431.
18. Ehrengruber, M.U., Geiser, T., Deranleau, D.A. (1994): Activation of human neutrophils by C3a and C5A. Comparison of the effects on shape changes, chemotaxis, secretion, and respiratory burst. FEBS Lett. 346, 181-184.
19. Ekre, H.P., Fjellner, B., Hägermark, O. (1986): Inhibition of complement dependent experimental inflammation in human skin by different heparin fractions. Int. J. Immunopharmacol. 8, 277-286.
20. Eldrup-Jorgensen, J., Hawkins, R.E., Bredenberg. C.E. (1997): Abdominal vascular catastrophes. Surg. Clin. North. Am. 77, 1305-1320.
21. Fareed, J., Hoppensteadt, D., Walenga, J., Iqbal, O., Ma, Q., Jeske, W., Sheikh, T. (2003): Pharmacodynamic and pharmacokinetic properties of enoxaparin : implications for clinical practice. Clin. Pharmacokinet. 42, 1043-1057.
22. Fu, T.L., Zhang, W.T., Zhang, L., Wang, F., Gao, Y., Xu, M. (2005): L-arginine administration ameliorates serum and pulmonary cytokine response after gut ischemia-reperfusion in immature rats. World. J. Gastroenterol. 11, 1070-1072.
23. Gemoll, W., Vretska, K. (2006): Griechisch-Deutsches Schul- und Handwörterbuch. 10. Auflage, München, Wien: Oldenbourg Schulbuchverlag.
24. Harada, N., Okajima, K., Kohmura, H., Uchiba, M., Tomita, T. (2007): Danaparoid sodium reduces ischemia/reperfusion-induced liver injury in rats by attenuating inflammatory responses. Thromb. Haemost. 97, 81-87.
25. Harada, N., Okajima, K., Uchiba, M. (2006): Dalteparin, a low molecular weight heparin, attenuates inflammatory responses and reduces ischemia-reperfusion-induced liver injury in rats. Crit. Care Med. 34, 1883-1891.

26. Hebel, R., Stromberg, M.W. (1986): Anatomy and Embryology of the Laboratory Rat. Baltimore: Williams & Wilkins Company.
27. Heflin, C.R., Brewer, K.L., Hack, J.B., Meggs, W.J. (2006): Heparin reverses anaphylactoid shock in a porcine model. Ann. Emerg. Med. 48, 190-193. Epub 2006 Jun 22.
28. Henne-Bruns, D., Kremer, B., Dürig, M. (2008): Duale Reihe: Chirurgie. 3. Auflage, Stuttgart: Thieme-Verlag.
29. Hisama, N., Yamaguchi, Y., Okajima, K., Uchiba, M., Murakami, K., Mori, K., Yamada, S., Ogawa, M. (1996): Anticoagulant pretreatment attenuates production of cytokine-induced neutrophil chemoattractant following ischemia-reperfusion of rat liver. Dig. Dis. Sci. 41, 1481-1486.
30. Huwer, H., Winning, J., Straub, U., Isringhaus, H., Kalweit, G.(2004): Clinically diagnosed nonocclusive mesenteric ischemia after cardiopulmonary bypass: retrospective study. Vascular. 12, 114-120.
31. IUPAC-IUB Joint Commission on Biochemical Nomenclature (JCBN) (1985): Nomenclature of glycoproteins, glycopeptides and peptidoglycans (1985). http://www.chem.qmul.ac.uk/iupac/misc/glycp.html#3.2
32. Jakesevic, M., Aaby, K., Borge, G.I., Jeppsson, B., Ahrné, S., Molin, G. (2011): Antioxidative protection of dietary bilberry, chokeberry and Lactobacillus plantarum HEAL19 in mice subjected to intestinal oxidative stress by ischemia-reperfusion. B.M.C. Complement. Altern. Med. 27, 11-18.
33. Kalia, N., Brown, N.J., Wood, R.F., Pockley, A.G. (2005): Ketotifen abrogates local and systemic consequences of rat intestinal ischemia-reperfusion injury. J. Gastroenterol. Hepatol. 20, 1032-1038.

34. Kaminski, P.M., Proctor, K.G. (1989): Attenuation of no-reflow phenomenon, neutrophil activation, and reperfusion injury in intestinal microcirculation by topical adenosine. Circ. Res. 65, 426-435.
35. Khanna, A., Rossman, J.E., Fung, H.L., Caty, M.G. (2001): Intestinal and hemodynamic impairment following mesenteric ischemia/reperfusion. J. Surg. Res. 99, 114-119.
36. Knowles RG, Moncada S. (1994): Nitric oxide synthases in mammals. Biochem J. 298, 249-258.
37. Koenig, A., Norgard-Sumnicht, K., Linhardt, R., Varki, A. (1998): Differential interactions of heparin and heparan sulfate glycosaminoglycans with the selectins. Implications for the use of unfractionated and low molecular weight heparins as therapeutic agents. J. Clin. Invest. 101, 877-89.
38. Kouretas, P.C., Hannan, R.L., Kapur, N.K., Hendrickson, R., Redmond, E.M., Myers, A.K., Kim, Y.D., Cahill, P.A., Sitzmann, J.V. (1998): Non-anticoagulant heparin increases endothelial nitric oxide synthase activity: role of inhibitory guanine nucleotide proteins. J. Mol. Cell. Cardiol. 30, 2669-2682.
39. Kouretas, P.C., Kim, Y.D., Cahill, P.A., Myers, A.K., To, L.N., Wang, Y.N., Sitzmann, J.V., Hannan, R.L. (1999): Nonanticoagulant heparin prevents coronary endothelial dysfunction after brief ischemia-reperfusion injury in the dog. Circulation. 99, 1062-1068.
40. Kusche, J., Stahlknecht, C.D., Lorenz, W., Reichert, G., Richter, H. (1977): Diamine oxidase activity and histamine release in dogs following acute mesenteric artery occlusion. Agents. Actions. 7, 81-84.
41. Lanzafame, R.J., Naim, J.O., Tomkiewicz, Z.M., Hinshaw, J.R. (1983): The effect of heparin on intestinal survival in experimental small intestinal ischemia. Curr. Surg. 40, 438-440.

42. Lappegård, K.T., Fung, M., Bergseth, G., Riesenfeld, J., Lambris, J.D., Videm, V., Mollnes, T.E. (2004): Effect of complement inhibition and heparin coating on artificial surface-induced leukocyte and platelet activation. Ann. Thorac. Surg. 77, 932-941.
43. Libersan, D., Khalil, A., Dagenais, P., Quan, E., Delorme, F., Uzan, A., Latour, J.G. (1998): The low molecular weight heparin, enoxaparin, limits infarct size at reperfusion in the dog. Cardiovasc. Res. 37, 656-666.
44. Ludwig, M. (1998): Angiologie in Klinik und Praxis. Stuttgart: Thieme-Verlag.
45. Lüllmann, H., Mohr, K., Hein, L. (2006): Pharmakologie und Toxikologie. 16. Auflage, Stuttgart: Thieme-Verlag.
46. Luther, B.L.P. (2007): Kompaktwissen Gefäßchirurgie. Heidelberg: Springer-Verlag.
47. Mallick, I.H., Yang, W., Winslet, M.C., Seifalian, A.M. (2004): Ischemia-reperfusion injury of the intestine and protective strategies against injury. Dig. Dis. Sci. 49, 1359-1377.
48. Masuno, T., Moore, E.E., Cheng, A.M., Sarin, E.L., Banerjee, A. (2006): Bioactivity of postshock mesenteric lymph depends on the depth and duration of hemorrhagic shock. Shock. 26, 285-289.
49. Matsumoto, T., Yamaguchi, M., Kikuchi, H., Nakano, H., Midorikawa, T., Kumada, K., Takeda, M. (2000): Heparin reduces serum levels of endothelin-1 and hepatic ischemia reperfusion injury in rabbits. Surg. Today. 30, 523-525.
50. McLean, J. (1959): The discovery of heparin. Circulation. 19, 75-78.
51. Melissari, E., Stringer, M.D., Kakkar, V.V. (1989): The effect of a bolus injection of unfractionated or low molecular weight heparin during aortobifemoral bypass grafting. Eur. J. Vasc. Surg. 3, 121-126.

52. Menger, M.D., Pelikan, S., Steiner, D., Messmer, K. (1992): Microvascular ischemia-reperfusion injury in striated muscle: significance of "reflow paradox". Am. J. Physiol. 263, 1892-1900.
53. Nakamura, T., Vollmar, B., Winning, J., Ueda, M., Menger, M.D., Schäfers, H.J. (2001): Heparin and the nonanticoagulant N-acetyl heparin attenuate capillary no-reflow after normothermic ischemia of the lung. Ann. Thorac. Surg. 72, 1183-1189.
54. Neumeister, B., Besenthal, I., Böhm, B.O. (2009): Klinikleitfaden Labordiagnostik. 4. Auflage, München: Elsevier-Verlag.
55. Olanders, K., Börjesson, A., Zhao, X., Andersson, R. (2005): Effects of anticoagulant treatment on intestinal ischemia and reperfusion injury in rats. Acta. Anaesthesiol. Scand. 49, 517-524.
56. Park, J.L., Kilgore, K.S., Naylor, K.B., Booth, E.A., Murphy, K.L., Lucchesi, B.R. (1999): N-Acetylheparin pretreatment reduces infarct size in the rabbit. Pharmacology. 58, 120-131.
57. Park, P.O., Haglund, U., Bulkley, G.B., Falt, K. (1990): The sequence of development of intestinal tissue injury after strangulation ischemia and reperfusion. Surgery. 107, 574-580.
58. Patel, A., Kaleya, R.N., Sammartano, R.J. (1992): Pathophysiology of mesenteric ischemia. Surg. Clin. North Am. 72, 31-41.
59. Petrat, F., de Groot, H. (2011): Protection against severe intestinal ischemia/reperfusion injury in rats by intravenous resveratrol. J. Surg. Res. 167, e145-55. Epub 2010 Jun 29.
60. Petrat, F., Swoboda. S., de Groot. H., Schmitz. K.J. (2010): Quantification of ischemia-reperfusion injury to the small intestine using a macroscopic score. J. Invest. Surg. 23, 208-217.

61. Pevni, D., Frolkis, I., Shapira, I., Schwartz, D., Yuhas, Y., Schwartz, I.F., Chernichovski, T., Uretzky, G. (2005): Heparin added to cardioplegic solution inhibits tumor necrosis factor-alpha production and attenuates myocardial ischemic-reperfusion injury. Chest. 128, 1805-1811.
62. Pfizer Inc. (2007): Dalteparin product information: http://www.pfizer.com/files/products/uspi_fragmin.pdf
63. Reber, P., Patel, A.G., Stauffer, E., Müller, M.F., Do, D.D., Kniemeyer, H.W. (1999): Mural aortic thrombi: an important cause of peripheral embolization. J. Vasc. Surg. 39, 1084-1089.
64. Reilly, P.M., Wilkins, K.B., Fuh, K.C., Haglund, U., Bulkley, G.B. (2001): The mesenteric hemodynamic response to circulatory shock: an overview. Shock. 15, 329-343.
65. Sanofi-Aventis (2005): Enoxaparin (Clexane) Fachinformation. http://www.klinikum.uni-heidelberg.de/fileadmin/medizinische_klinik/Abteilung_3/pdf/ivandic/FI_Clexane60mg80mg100mg.pdf
66. Sanofi-Aventis U.S. LLC (2011): Highlights of prescribing information for Enoxaparin-Natrium (Lovenox®). http://products.sanofi.us/lovenox/lovenox.html
67. Santora, R.J., Lie, M.L., Grigoryev, D.N., Nasir, O., Moore, F.A., Hassoun, H.T. (2010): Therapeutic distant organ effects of regional hypothermia during mesenteric ischemia-reperfusion injury. J. Vasc. Surg. 52, 1003-1014. Epub 2010 Aug 3.
68. Schneider, T.A., Longo, W.E., Ure, T., Vernava, A.M. (1994): Mesenterial ischemia - acute arterial syndromes. Dis. Colon Rectum. 37, 1163-1174.
69. Schünke, M., Schulte, E., Schuhmacher, U., Voll M., Wesker, K. (2005): Prometheus - Hals und innere Organe. Stuttgart: Thieme-Verlag.

70. Sigma Aldrich (1996): Heparin-Sodium from Porcine Intestinal Mucosa product information. http://www.sigmaaldrich.com/etc/medialib/docs/Sigma-Aldrich/Product_Information_Sheet/h9399pis.Par.0001.File.tmp/h9399pis.pdf

71. Sternbergh, W.C. 3rd, Makhoul, R.G., Adelman, B. (1993): Heparin prevents postischemic endothelial cell dysfunction by a mechanism independent of its anticoagulant activity. J. Vasc. Surg. $\underline{17}$, 318-327.

72. Susic, D., Mandal, A.K., Kentera, D. (1992): Heparin lowers the blood pressure in hypertensive rats. Hypertension. $\underline{4}$, 681-685.

73. Taha, M.O., Fraga, M.M., Guimarães, F.A., Jurkiewicz, A., Caricati-Neto, A. (2006): Autonomic dysfunction of rat jejunum submitted to cold ischemic preservation is prevented by heparin. Transplant. Proc. $\underline{38}$, 1779-1783.

74. Thourani, V.H., Brar, S.S., Kennedy, T.P., Thornton, L.R., Watts, J.A., Ronson, R.S., Zhao, Z.Q., Sturrock, A.L., Hoidal, J.R., Vinten-Johansen, J. (2000): Nonanticoagulant heparin inhibits NF-κB activation and attenuates myocardial reperfusion injury. Am. J. Physiol. Heart Circ. Physiol. $\underline{278}$, 2084-2093.

75. Tyrell, D.J., Horne, A.P., Holme, K.R., Preus, J.M.H., Page, C.P. (1999): Heparin in inflammation: potential therapeutic applications beyond anticoagulation. Adv. Pharmacol. $\underline{46}$, 151-208.

76. Wallner, H. (2008): Intestinale Ischämie - akute und chronische Verlaufsformen. Zeitschrift für Gefäßmedizin. $\underline{5}$, 11-14.

77. Yanaka, K., Spellman, S.R., McCarthy, J.B., Low, W.C., Camarata, P.J. (1996): Reduction of brain injury using heparin to inhibit leukocyte accumulation in a rat model of transient focal cerebral ischemia. II. Dose-response effect and the therapeutic window. J. Neurosurg. $\underline{85}$, 1108-1112.

78. Zetkin, M., Schaldach, H. (1992): Wörterbuch der Medizin. 15. Auflage, Berlin: Ullstein Mosby Verlag.

79. Zhang, Z.G., Lü, T.S., Yuan, H.Y. (2011): Neuroprotective effects of ultra-low-molecular-weight heparin in vitro and vivo models of ischemic injury. Fundam Clin Pharmacol. 25, 300-303.

80. Zhou, T., Chen, J.L., Song, W., Wang, F., Zhang, M.J., Ni, P.H., Geng, J.G. (2002): Effect of N-desulfated heparin on hepatic/renal ischemia reperfusion injury in rats. World J. Gastroenterol. 8, 897-900.

7. Verwendete Abkürzungen

ACC	*Arteria carotis communis*
AMS	*Arteria mesenterica superior*
aPTT	aktive partielle Thromboplastinzeit (engl. *activated partial thromboplastin time*)
BHT	butyliertes Hydroxytoluol
Enox	Enoxaparin
HepNa	Heparin-Natrium
I	Ischämie
kDa	Kilodalton
LMWH	niedermolekulares Heparin (engl. *low molecular weight heparin*)
MAD	mittlerer arterieller Druck
MPO	Myeloperoxidase
NO	Stickstoffmonoxid
R	Reperfusion
SEM	Standardfehler (engl. *standard error of the mean*)
TBA	Thiobarbitursäure (engl. *thiobarbituric acid*)
UFH	unfraktioniertes Heparin
VJI	*Vena jugularis interna*

8. Danksagung

Mein Dank gilt allen an dieser Dissertation beteiligten Personen und Instituten:

Herrn Prof. Dr. med. Dr. rer. nat. H. de Groot für meine Aufnahme als Doktorand in seine Arbeitsgruppe sowie für die stets rege Diskussionsbereitschaft und Motivation. Die Arbeit an der Dissertation war, wenn manchmal auch mit Herausforderungen, immer mit viel Freude und Begeisterung verbunden.

Herrn PD Dr. rer. nat. F. Petrat für die kompetente, immer geduldige und liebevolle Betreuung. In der Zeit als Doktorand habe ich von ihm viel über das wissenschaftliche Arbeiten lernen dürfen, was mich in meinem ganzen Berufsleben begleiten wird.

Frau Angela Ballato und Herrn Falk Kähler für die Einarbeitung in die chirurgischen Operationsmethoden, Frau Natalie Boschenkov für die histologische Gegenbefundung der histologischen Asservate sowie Frau Kristina Piwellek für die Durchführung der Versuche im Rahmen der Manuskriptrevision des auf der vorliegenden Arbeit basierenden Artikels.

Allen derzeitigen und ehemaligen Mitarbeitern des Instituts für Physiologische Chemie des Universitätsklinikums Essen für die immer freundliche und angenehme Arbeitsatmosphäre.

Dem Institut für Pathologie und Neuropathologie des Universitätsklinikums Essen für die Hilfe bei der histologischen Aufbereitung der Asservate sowie dem Zentrallaboratorium des Universitätsklinikums Essen für die Durchführung der Gerinnungstests.

Der Internen Forschungsförderung der Universität Duisburg-Essen für die finanzielle Unterstützung im Rahmen des IFORES-Promotionsprogramms sowie der Dr. Franz Köhler Chemie GmbH und Sanofi-Aventis für die finanzielle Förderung.

Mein besonderer Dank gilt meinen Eltern, ohne deren Hilfe, Motivation, Glauben und Liebe es nicht möglich gewesen wäre, das Medizinstudium zu absolvieren und eine Dissertation in diesem Fach zu verfassen.

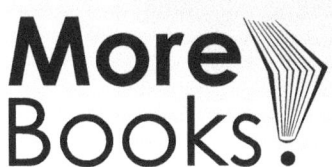
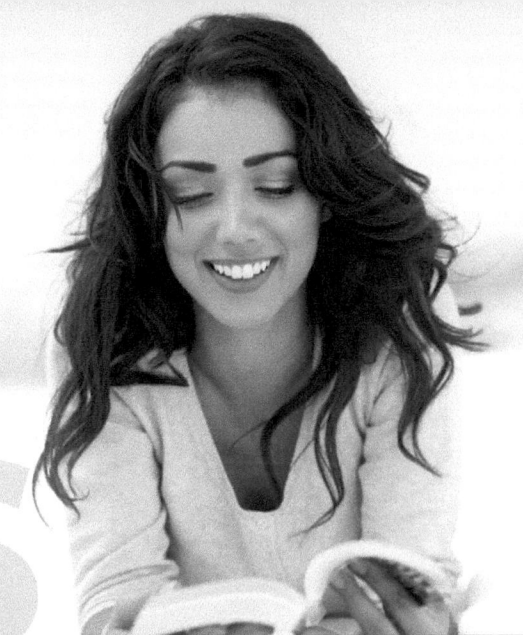

i want morebooks!

Buy your books fast and straightforward online - at one of world's fastest growing online book stores! Environmentally sound due to Print-on-Demand technologies.

Buy your books online at
www.get-morebooks.com

Kaufen Sie Ihre Bücher schnell und unkompliziert online – auf einer der am schnellsten wachsenden Buchhandelsplattformen weltweit! Dank Print-On-Demand umwelt- und ressourcenschonend produziert.

Bücher schneller online kaufen
www.morebooks.de

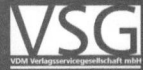 VDM Verlagsservicegesellschaft mbH
Heinrich-Böcking-Str. 6-8   Telefon: +49 681 3720 174   info@vdm-vsg.de
D - 66121 Saarbrücken   Telefax: +49 681 3720 1749   www.vdm-vsg.de

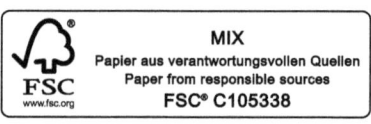

Printed by Books on Demand GmbH, Norderstedt / Germany